U0214767

外科札记

李清晨　著

清华大学出版社
北京

图书在版编目(CIP)数据

外科札记 / 李清晨著.— 北京:清华大学出版社,2022.9
ISBN 978-7-302-61560-6

Ⅰ.①外…　Ⅱ.①李…　Ⅲ.①外科学—医学史—世界　Ⅳ.①R6-091

中国版本图书馆CIP数据核字(2022)第141102号

责任编辑: 宋成斌　王　华
封面设计: 傅瑞学
责任校对: 王淑云
责任印制: 曹婉颖

出版发行: 清华大学出版社
　　　　　网　　　址:http://www.tup.com.cn, http://www.wqbook.com
　　　　　地　　　址:北京清华大学学研大厦A座　　邮　　编:100084
　　　　　社 总 机:010-83470000　　　　　　　　邮　　购:010-62786544
　　　　　投稿与读者服务:010-62776969, c-service@tup.tsinghua.edu.cn
　　　　　质量反馈:010-62772015, zhiliang@tup.tsinghua.edu.cn
印 装 者: 三河市东方印刷有限公司
经　　销: 全国新华书店
开　　本: 145mm×210mm　　　**印　张:** 5.5　　　**字　数:** 149千字
版　　次: 2022年11月第1版　　　　　　　　　　**印　次:** 2022年11月第1次印刷
定　　价: 39.90元

产品编号:095098-01

用科学进步的历史，
取代王侯将相的历史
（代序）

我曾经一次次地问自己，为什么要写这些医学历史的故事，或者说为什么这些故事有人爱看，我想这与人类最初学习如何在这个危机四伏的世界上生存有关。听故事很可能是人类最古老的学习方法，否则文字出现之前，人类的知识是如何传播的呢？

远古时期典型的故事大约是，这种蘑菇不能吃，隔壁山洞那个吴老二就因为吃了这种蘑菇口吐白沫而死，可惨了。于是大家都记住了，这种蘑菇不能吃，吃了就会中毒而死。

大部分医学故事远比吃毒蘑菇复杂得多，所有的碎片连缀起来，足可以媲美世间最伟大的戏剧。所有伟大的戏剧，表现的都是人类在各种困苦中的努力挣扎，而一旦故事中的主人公终于达成目标之后，整个故事就草草收场，对观众就不再有吸引力了。大家回忆一下大部分武侠小说的套路是不是如此。故事的主人公要么出身悲苦遭遇不幸，要么身负血海深仇，他要出人头地成为武林至尊或者手刃仇家，总之他是带着任务出场的，他要解决掉某个问题。但这个过程注定不是一帆风顺的，他要经历千难万险，经历九死一生。一旦这个任务完成了，这个故事就结束了。

医学故事天然具备这些特征，人类与疾病的斗争似乎永远也没有尽头，新冠疫情的出现只不过是再次佐证了这一点罢了。

写医学历史上的故事，绝不是枯燥事实的简单罗列，而是要向读者交代事件背后的起因，描绘某一时期技术进步与时代之间复杂的相互关系。所以，我们必须从庞杂的历史文献资料里，找出最重要、最富挑战性的工作，梳理出能代表那个时代特征的主要脉络。

通过这些脉络，我们不难发现，医学的进步是在不断突破成见中实现的。人类中的那些天才人物一次又一次地打破前辈权威设置的禁锢，拓展认识边界、治疗边界，但解决旧问题的同时，又引发新的问题。那些曾打破禁锢的天才，又给后人设置了新的禁锢，屠龙者变成了龙，如此不断循环下去，没有尽头。

医学的终极理想，是彻底征服疾病，不过很遗憾，活在当下我们肯定是看不到这一天了。你看，我这个观点可能也是由于时代局限，多么希望我也判断错了。

我们要相信，医学的每一次进步，都比前人更接近这一终极目标，为什么这么说呢？因为我们已经找到了科学的方法。

但我们对民间的玄学和神秘主义思潮也要保持足够的警惕。疾病谱是随着人类社会生活方式的变化而不断变化的，每当一种新的棘手的疾病出现，而现代医学还拿不出来一个有效的应对办法时，就是玄学和神秘主义沉渣泛起的最好时机。

我们写医学故事，做医学科普，就是要启迪民众，让大家在关键时刻不要误入歧途。

于我们自己而言，虽然这些写作不能非常直接地对我们的治疗技术产生可见的根本性的影响，但我们可以用一个更大的标尺来理解世界。比如当我们对当下感到悲观厌倦时，不妨先假设我们不小心回到了一百年前，比如你哪天上班的时候"咔嚓"一个雷在你头顶炸响，然后你就穿越回以前当医生了，体验一下当时的痛苦。

一百年前的同行体验的那些困惑在今天已经解决了一大部分。所以，当你又被一个雷送回来的时候，你发现自己一下子飞跃了百年的时空，是不是就会为这百年间医学技术的突飞猛进感到开心了呢？

这不是自欺欺人，而是一种思维方式，只有当你用百年这个比较长的标尺去理解世界时，才能免于因陷入眼前琐事而造成的悲观。

最后，我也想提醒大家，我们从前所关注的历史，可能不像我们想象的那么重要。

有的知识分子提出，理性觉醒和科技进步的历史，必将代替王侯将相的历史，几千年来的王朝更替，如果没有让人民在不断的进步中感受到幸福的话，那历史无非就是同一天重复了几千年而已。

我们写医学历史的故事，也可能在一定程度上改造公众的史学观念，我们用科学家取代国王在历史上的地位，用以科学进步为基础的历史，取代以经济政治战争和外交为主要内容的历史，从而确认科学在文化中的支配地位。

目录

医神传说··· 1

希波克拉底··· 8

盖伦··· 11

维萨里··· 13

巴累··· 18

亨特··· 21

麻醉··· 26

无菌··· 34

手术刀下的女人··· 42

女人想当医生在历史上有多难································· 48

剖宫产··· 55

产褥热··· 60

中国助产教育··· 66

从比尔罗特到霍尔斯特德····································· 80

库欣··· 87

中国剖心录··· 102

外科骗子··· 136

外科迷思··· 146

你我皆凡人，大家都有病（代后记）··························· 161

医神传说

中国的历史文化源远流长，我们那些富于想象力的祖先曾创造出许多动人的神话，比如关于医学的起源，就有一个妇孺皆知的传说——神农尝百草。相传，为了寻找可以救治百姓疾病的良药，神农踏遍山川大地，尝过的花、草、根、叶多达三十九万八千种，曾在一天之内就遭遇中毒七十次，他神奇地化解了这些毒性，用文字记下了这些草药的药性，希望可以用来治病。但有一次他误食了有剧烈毒性的断肠草，不幸死去了。百姓们为了纪念他的恩德和功绩，敬他为药王神，并建药王庙，每逢农历四月二十六神农生日，人们便纷纷来到药王庙祭祀，以祈求远离病痛。

神话传说当然都是假的，但这类神话所表达的人们希望远离病痛的美好意愿却是真的，著名医史专家阿尔图罗·卡斯蒂廖尼认为，医学是随着人类痛苦的最初表达和减轻这份痛苦的最初意愿而诞生的。因此，当一个民族或地区已经开始流传关于医药方面的神话，我们就可以认为医学已经在此萌芽了。

但可能很多人不了解的是，在相近的历史时期，类似的神话并非中国独有，古代美索不达米亚曾流传着吉尔伽美什的神话，相传这位具有神力的大英雄为了找到让自己的好友起死回生的药物，经历了千难万险，终于找到了一种可以使人重获青春的仙草。他希望能把这种仙草带回自己的城邦，结果他太疲惫了，不得不停下来休息。可就在他打盹时，一条大蛇突然窜出来吃掉了他的仙草，结果这条大蛇立刻蜕皮返老还童了。吉尔伽美什知道自己永远失去了救治自己好友的机会，流下了绝望的泪水。

这一神话后来被刻在石板上教育后世，蛇的每一次蜕皮都是在提醒人们，所有人都将老去和死亡。时至今日，人们已经非常确切地知道，预防疾病是可能的，但预防死亡则是医学不可能完成的任务。

在古代埃及，人们崇拜的医神则是伊姆荷太普。他是一位被神化了的凡人，相传他不但精通治病，还能够使不孕的妇女生小孩。人们为他建立庙宇，并在这些庙宇里训练医生。不像中国人只在农历四月二十六这天为神农庆生，埃及人为伊姆荷太普设立了六次节日。

熟悉现代医学的人应该知道，医学领域有一份古老的关于行医准则的文献《希波克拉底誓词》，这份誓词的第一句话便是"仰赖医神阿波罗、阿斯克勒庇俄斯及天地诸神为证，鄙人敬谨直誓，愿以自身能力及判断力所及，遵守此约……"希波克拉底被称为医学之父，而这份誓词则昭示着现代医学如果向远古追溯，就一定会追溯到神祇时代。

我们先来看阿波罗。他是希腊奥林帕斯神系中重要的神祇之一，其最著名的身份是太阳神。阿波罗作为医神的一面较少被后世的凡人关注到，我觉得也许跟他几次在关键时刻应该发挥医神的治愈能力但却无能为力有关。

有一次阿波罗跟一个叫雅辛托斯的朋友玩飞盘，阿波罗运起神力将那石头制成的飞盘抛掷向远处的高空，那高速旋转的飞盘飞得又稳又远。雅辛托斯也想把飞盘抓过来自己玩，结果却不幸被飞盘击中了头部（难道他想用嘴叼来着？），骤然倒地。阿波罗飞奔到他近前，结果发现雅辛托斯已不省人事且头部血流不止，作为医神的阿波罗用尽了他所知的一切办法都没有为朋友止住血，最后竟眼睁睁看着这位朋友死在了自己的怀里。阿波罗痛苦万分地说："如果我能替你去死就好了，你将永远活在我的记忆里，你的血液将化作我的遗憾之花。"话音未落，雅辛托斯流到地面的鲜血便化作了一株亭亭玉立的百合。

阿波罗能把朋友的血变成百合，却不能在朋友受伤的情况下为他止血，可见阿波罗这位医药之神就算有些医疗技能，似乎也不擅长处理外伤。

还有一次，阿波罗苦恋达芙妮而不得，因此痛苦万分。面对阿波罗的穷追不舍，惊恐万分的达芙妮更是付出了生命的代价，直接变成一棵月桂树。

这位不擅处理外伤的医神，遭遇爱而不可得的情伤时，他又是如何处理的呢？

阿波罗只能苦苦哀求："佩尼乌斯的女儿啊，我追求你，是因为我爱你。天帝是我父亲，我是德尔菲神庙和泰奈多斯神庙的主人，我知晓万事，不管现在还是将来。我是主管歌曲和乐曲的天神。我自己的箭百发百中。可是，哎！一支更加致命的箭（指爱神丘比特的箭）射穿了我的心！我是医药之神，了解所有草药的特性。哎！我忍受着痛苦，却无药可治这份情伤。"

在希腊神话体系里，阿波罗大约是外形最俊朗的神祇之一，可即使是容貌俊美、才华横溢、家世显赫的神祇，也有满足不了的情欲。尤其讽刺的是，这种因情欲无法满足而造成的痛苦，居然连医药之神都治不了。如果想到情欲之苦连医神都束手无策，那么作为凡人，在面对这类锥心之痛时，应该心理平衡了吧。

看来这位医药之神的医术实在是乏善可陈，无论面对外伤还是情伤都没什么好办法，不过他后来有了一位医术高超的儿子，倒是为医神家族挽回了一点颜面，这儿子便是阿斯克勒庇俄斯。

阿斯克勒庇俄斯的母亲克罗妮丝在少女时代时，有一次在波埃贝丝湖洗澡被阿波罗窥见了，激情难抑的阿波罗就强行占有了克罗妮丝，并令她怀孕了。但克罗妮丝随后却迷恋上了一位游吟诗人伊基斯，并与这位诗人缔结了婚约。得知这一消息后，阿波罗心中昔日对克罗妮丝的情欲之火就完全变成了熊熊燃烧的嫉妒之火，这足以让任何一个男人丧失理智，即使作为骄傲的天神也不例外，于是他就用箭射死了克罗妮丝和伊基斯。

在克罗妮丝的尸首即将火化的时候，阿波罗发现了其腹部的蠕动，他知道，那是自己的骨肉，在最后一刻，他剖开了克罗妮丝的身体，取出并挽救了这个孩子。这个孩子就是阿斯克勒庇俄斯。

阿波罗将这个孩子托付给贤明的人马（也称半人马）凯龙抚养，凯龙对其视如己出，把阿斯克勒庇俄斯精心抚养成人，并教给他医疗知识和狩猎技巧。成年以后的阿斯克勒庇俄斯怀着拯救全人类病痛的伟大志向，经常在荒山野岭考察各种动植物的药性，希望获得有治疗价值的药物。他从阿波罗及凯龙那里学到的医学哲学是：第一语言，第二药物，第三柳叶刀。

阿斯克勒庇俄斯以高超的医术拯救了许多被病痛折磨的可怜人，尤其是在几次著名的战争之后，由于阿斯克勒庇俄斯曾担任军医为战士疗伤，挽救了很多生命，因此声名鹊起，受到了民间广泛的崇拜。

一个偶然的机会让他从智慧女神雅典娜那里得到了一小瓶神奇的血液：从左边取就能成为致命的毒药，从右边取则可作为疗效卓著的神药。这种血液，既能救人又能害命，也许昭示了医疗手段的双重性——药物既有治疗价值，又有不可忽视的副作用；外科手术既可救人于危难之间，其本身又可能会对病人造成悲剧般的医源性伤害。这个古老传说所揭示的这一观点，直至今日还有些冥顽不灵的人不理解，他们认为医院就只能是治病救人的场所，出现病人的死亡是不可以接受的，想到这些人的见识居然还不如上古之人，真是徒叹奈何。

有一回阿斯克勒庇俄斯正在房间里对一个溺毙多时的人施救，一条蛇爬上了他的手杖，他就打死了这条蛇。可是，随后他发现另一条蛇叼着一种草药进来将草药放在了那条死蛇身上，结果这条死蛇随即复活。受到这一启发，阿斯克勒庇俄斯就找到相同的草药，救活了那位溺死的可怜人。

由于阿斯克勒庇俄斯使越来越多的人逃过了早亡的命运，这使前往冥界的人数大为减少。冥王哈帝斯感到自己的威权受到了挑战，于是便向诸神之王宙斯挑拨，说阿斯克勒庇俄斯的行径违反了生命法则，任其胡来势必将威胁诸神不朽的地位。受到了蛊惑的宙斯用雷霆一击轰杀了阿斯克勒庇俄斯。

痛失爱子的阿波罗为了报复，射死了为宙斯锻造雷霆的独目巨人塞克罗普斯，宙斯大怒，将阿波罗贬到特洛伊罚他为凡人修筑城墙。事后，宙斯也为杀死了阿斯克勒庇俄斯懊悔不已，于是将阿斯克勒庇俄斯升上天空，化为蛇夫座，使他成为人类健康的庇护者。后世的人们因其不朽的功勋将其尊为医神。

随着岁月的流逝，人们越来越多地将对阿波罗的崇拜转移到了阿斯克勒庇俄斯的身上，一些原本属于阿波罗的神庙也被人们用于纪念阿斯克勒庇俄斯。那些专门为阿斯克勒庇俄斯修筑的神庙多建在山清水秀适合疗养的地方，从神庙周边的水井中汲取的水，也被赋予了神奇的治疗功效。

古代艺术家将阿斯克勒庇俄斯的塑像制成一位英俊而雄伟的中年男性。他庄严地坐在神座之上，一只手持手杖，其上缠着一条蛇。从此这条蛇便成为医学的象征。而今中华医学会的会徽和世界卫生组织的标识的显著位置上都有这根蛇杖。蛇代表了新生，这跟阿斯克勒庇俄斯的医神职能有关。另外在传说中阿斯克勒庇俄斯能够控制和支配代表地下世界的蛇，从而拥有对抗冥界的能力，而这正是千百年来医学最重要的理想——对抗死亡。

阿斯克勒庇俄斯的后代也都精通医术，他们继续守护着大地上人类的健康。但神话年代中的医生并不能真正阻止人们早亡，能够实现这一目标还是相当晚近的事。

当文明稍有进步，为疾病找到一个原因便是一个顺理成章的事了。人们不再把病人当作累赘，而是认为他首先是一个受害者——他可能是中了敌人的魔法或者是被魔鬼幽灵附了身。于是，巫医就顺理成章地走上了历史的舞台。

电影《魔戒》中的世界便是这样一个充满魔法与巫术的世界。原始人眼中的世界大概就是那个样子，周遭是充满了神秘力量或对人类有敌意的大自然，为了平安无恙地活着，除了非常努力地劳动以获取必要的食物外，最好对外界时刻保持警惕，小心翼翼地不要冒犯了神灵的禁忌，如果有幸还能交上一个巫师甘道夫那样的朋友，就再好不过了。在电影中，甘道夫为了拯救失去自主意识的国王希优顿，只用手杖凌空一指，就把邪恶巫师萨鲁曼逼出了体外，令国王恢复了神智。

实际上巫医的治疗过程要比电影中复杂得多，会有一套复杂的仪式、咒语，还可能有发汗、放血这些所谓的"治疗措施"。比如像国王希优顿那种神志不清的情况，治疗过程极有可能是这样的——众人将国王牢牢地绑缚在宝座之上，紧紧地箍住其身体，固定住他的脑袋，然后甘道夫将其部分头发剃掉，以精灵宝剑之类的利器削去其一片头骨，同时口中念念有词：

"塞哲尔之子希优顿，你愿意听我说话吗？你需要协助吗？并非一切都是黑暗的，骠骑王，不要丧志，我能提供的是天下无双的力量，绝望者将无法从我口中获得忠告。但我还可以给予你建议给予你指导，你听见了吗？"

这段咒语是《魔戒》的作者托尔金在《双城奇谋》金殿之王一章中虚构的。但取颅骨却非我的想象，乃是远古时期真实存在的，这个手术后来被称为颅骨环钻术，曾盛行于许多部落，奇怪的是这类手术直到 19 世纪之前并不广为人知。

当时巫医的社会地位肯定比今天的医生高得多。现在的医生就会看病，而古代巫医不止会治病救人，还能呼风唤雨、纵横捭阖。就像电影《魔戒》里的甘道夫，勇武过人智慧非凡，他的形象总是让我不禁想到中国传统小说中数个人物，比如把他放在《三国演义》中，那他就是诸葛亮、赵云与华佗的合体。

当时，距离人们知道疾病预防和治疗的真正答案还有数千年，不过无论是什么文明，人们都会尽其所能去寻找维持健康的途径。人类文明极其缓慢地向前发展，巫术逐渐被宗教取代。相比于神医，巫医黯然失色。原来包括疾病在内一切都是神的旨意、神的安排，那么，解释疾病的任务也只能靠神医了，只有他们才能发现并解释神的意图。那么治疗疾病自然也只能靠神，拜哪个神最合适呢？当然是传说中的医神阿斯克勒庇俄斯。

在医神的庙堂里供奉祭品祈求恢复健康，是希腊千百年来最重要的治疗仪式。一代又一代被疾病折磨的人满怀希望地来到神庙里求治，他们在这里虔诚地睡下，神祇在他们的梦里出现，当他们醒来时疾病便已痊愈。时至今日，类似这种奇迹般的治疗神话我们也偶有所闻。不过今天的这些大师半仙之流，在编造这些神迹时，可一点儿也没比古人进步多少，不信且看埃皮道鲁斯的碑板上记载的两个属于"外科"范畴的病例：

"有一个瞎了一只眼的女人来到神庙，当她进入梦境里，神祇出现了，割开了她的眼睛，并揉进了一些药物，当她次日醒来时，那只瞎眼被治好了。

"一个胸部中箭伤口溃烂的病人，当他在神庙醒来时，伤处已复原，箭头却握在他手里。"

但巫术与宗教关系密切，难以截然划分，如果非要指出这两者的区别，那么也许宗教医学更狡猾一点儿，可解释的余地也更大一些。比如巫术咒语和宗教祈祷的区别是很明显的，咒语如果没起作用，很有可能会被病人怀疑巫师的法力不行，可祈祷如果没起作用的话，那谁说神灵一定要答应你的请求呢？

时至今日，尽管现代医学已经取得了巨大的进步，也仍然有人相信各种神迹的存在，这表明了人类这一物种的智力局限，只要科学的手段还不能可靠地解答人生的所有疑问，不能准确预测个人命运，不能救活每一个濒死之人，有的人就会求助于似乎能够解决这些问题的超自然力量。倘若世间没有这样一种力量，人就会创造一个出来，所以古人就会想象出林林总总的神祇，匪夷所思的结果便是，创造者成了自己创造物的奴仆，躬身跪倒在了自己的创造物面前……2020 年初当新冠疫情祸从天降时，部分人就由于被恐惧蒙蔽了原本就残存不多的理性，一头扎进了神秘主义的怀抱，如果我们仔细回溯当时的新闻，会发现很多神秘主义医学的沉渣泛起，很多宗教巫术手段甚至堂而皇之地走到了前台。

由于安慰剂效应和疾病自限性的广泛存在，能够发现宗教医学祈祷疗法的局限性并不容易，更别说完全摆脱巫术宗教的影响，将医学推向一个可能走上科学之路的理性轨道上去，可人类居然做到了。

公元前 460 年，传说中医神阿斯克勒庇俄斯的后裔希波克拉底诞生于希腊科斯岛上的一个医学世家，正是这位西方医学的创始人，敲响了疾病神赐学说的丧钟。

希波克拉底

希波克拉底（生年也许是公元前 460 年，卒年可能是公元前 370 年）宣称自己是阿斯克勒庇俄斯的第十九代后裔，对名医的出身附会上这样一个神奇的说法，应该会让病人有一个更好的治疗体验，所以在当时也就不会有人深究这个细节了。但抛开其富有传奇色彩的血脉渊源不论，希波克拉底的学术思想渊源却绝非凭空而来而是有迹可循。一般认为，除了代代相传的原始经验以外，古希腊哲学的兴起，为理性医学的诞生奠定了基础。当时的哲学家都是知识渊博的人，他们对传统的神造万物的观念不再盲信，力图从哲学角度来探寻生命和世界的本源。他们认为疾病与神话和巫术无关，它是一个自然过程，研究疾病现象必须同研究其他自然现象一样。

很多人可能会问，医学为什么需要理论呢？仅靠经验难道不行吗？因为医学实践如果没有理论的约束，疾病现象就会逃脱我们的掌握，所以，医学必须有一个理论来做指导，否则医学的法则就不能师生相继、薪尽火传。

毕达哥拉斯学派认为，世界是由四种元素构建而成的，分别是：土、水、气、火。通过爱与冲突的基本力量，这四种元素结合与分离、吸引与相斥。可能是受毕达哥拉斯学派"四元素"学说的启发，希波克拉底创立了四体液学说。该学说认为人的体液有热、冷、干、湿四个本原性质，疾病皆因血液、黏液、黄胆汁和黑胆汁的混合失衡而产生，健康的根本在于体液平衡，其核心思想在于，疾病乃一自然过程，症状是身体对疾病的反应，医生的主要作用是助人体内自然之力以促健康之恢复。

值得一提的是，虽然希波克拉底誓言的开头充满着浓厚的宗教色彩，但该誓言并非一个宗教性的宣言。希氏医学学派在本质上与宗教的切割是比较彻底的，他并不认为诸神是疾病之因，也不认为治疗疾病可以依靠神祇。比如在其著作《论神赐疾病》中，他系统地批判了用超自然的原因来解释疾病的江湖骗子，并强烈呼吁用自然的原因进行解释，他提到了有些所谓的神赐疾病其实来自遗传。人们只是因为无知，才会认为癫痫是一种与神灵有关的病。

相比于此前的医学理论体系，希波克拉底无疑进步了许多，该理论体系的理性特征包括强调细致观察病人及其症状和相信疾病源自自然病因而非神的惩罚。一言以蔽之，贯穿希波克拉底全集的信念是：健康与疾病都是自然现象，与诸神无关。

跟那些无所不能的神医不同，希波克拉底并没有文过饰非，在他提到的病例中，有 60% 的结局是死亡，他认为"理解不成功的经验及失败的原因是有价值的"。在迷信禁锢的时代，希波克拉底将医学根植于理性的土壤，这是何等的勇气。

虽然在当时这一医学体系对于解剖学知识所知甚少，但由于他能够在自然科学的广泛基础上，集合丰富的临床经验，仔细观察缜密推理，力求在因果关系上清晰而合乎逻辑，终使这一学派在众多古老的传统医学学派当中脱颖而出，一举奠定了它在医学历史上举足轻重的地位。我们可以认为，正是因为这一学派的努力，才使西方医学与神秘主义的巫术和宗教脱离，使其日后步入科学的殿堂成为一种可能。因此，有医学史家将《希波克拉底文集》称为"医学的《独立宣言》"。

对于希波克拉底学派的人来说，每一种疾病都首先是一种总体的失序，即使局部表征非常明显的疾病亦是如此。不难看出，这个思维方式是属于整体论范畴的，那么面对任何疾病，针对具体部位或器官的外科手术似乎就全无必要了，但《希波克拉底文集》中却也有大量关于外科方面的论述，对于外科医生做手术提出了如下准则："获取能力、慈悲、速度、无痛、优雅和敏捷"。

因为该文集是由不同年代的不同医生、作者汇集整理而成的，所以在该文集中才会出现有些观点互相矛盾的情形。事实上，大部分关于希波克拉底本人的事迹也都真伪难辨，所以，我们与其说历史上的希波克拉底是一个具体的医生，毋宁将其视为若干理想医生形象的集合。在希波克拉底身后的每一个时代里，人们都把自己对美好医生的期许和渴望加诸于这个理想的化身，于是他就这样成为永恒的劝勉者和对医者良心的鞭策者，以及通向医学正道的领路人。

此后，能被业内称为一个时代的希波克拉底也就成为一位医生所能得到的最高评价。

盖伦

再过了六百多年，又一位医学的集大成者克劳蒂亚斯·盖伦（129—199）出现了，据说，他的父亲在一次梦到过医神阿斯克勒庇俄斯之后，认为这是天意，于是就建议其子学医，所以盖伦就在 17 岁时起遵照神谕开始学医。

学成后的盖伦最初是作为一名角斗士医生，因此，他比其他人有更多的机会积累关于伤口处理方面的经验。更重要的是，在人体解剖尚属禁忌的时代，盖伦通过这些伤口可以了解一些粗浅的人体解剖学知识，因此他将这些伤口称为"身体之窗"。很显然仅靠这些"身体之窗"并不能真正理解身体运作的方式，盖伦的很多解剖学知识主要还是来自于动物解剖，必要时他也会解剖一些活着的动物，据说还解剖过大象。盖伦的解剖学研究，纠正了不少先人留下的错误，他还向公众现场演示过切断猪颈部的喉返神经使猪不能再嚎叫，通过结扎输尿管证明尿液产生自肾脏而非膀胱。

希波克拉底是盖伦引用最多的大师，在大师远去的六百多年间，人们又发展了许多新的知识，盖伦认为自己有责任将当时庞杂的医学知识进行系统化。于是，在盖伦的笔下，希波克拉底的学术思想被继承下来，并打上了盖伦的烙印。

希波克拉底认为需要在全身实现平衡，而盖伦则认为，体液平衡也可以在每一个器官实现，这就使得医生可以开发针对具体器官的治疗，这个理论对医学尤其是对外科学产生了至关重要的影响。

尽管盖伦的医学成就冠绝一时，但也存在不少错误，比如他当时对血液循环的认识是错误的。他认为血液产生于肝脏，并在人体内呈潮汐式的涨落。这一错误一直到其去世 1400 多年以后，也即 1628 年哈维出版《动物心血运动的解剖研究》才得以彻底纠正。盖伦另一个值得一提的外科方面的重大谬误是对感染的错误认识，他认为脓液对伤口的恢复来说很重要，以至于很多伤者常常要等到伤口感染化脓之后才加以处理。后世对这一观念的修正也经历了异常曲折漫长的过程，直至 19 世纪末外科界才真正征服了感染。

盖伦的医学成就是古代医学的一个顶点，其所处的时代也是罗马帝国的辉煌业绩和恺撒政权极度扩张的时代。然而融汇了许多科学思想才成就的希腊-罗马医学的最高峰，在几经战乱、天灾与瘟疫之后，逐渐走向了衰败。古希腊奥林匹亚山上喧闹的诸神一度沉寂，基督教在人们对现实的强烈不满与精神热望中趁机做大，在中世纪的重重迷烟巨雾之中，由于当时错综复杂的因素，科学活动几乎全部停滞。而理性医学的根基尚未牢固，曾经一统医学世界的神秘主义也像幽灵一般从未远离，在之后千余年的漫长岁月里，被宗教俘获的古老医学再次跌入一个幽暗的深渊。在随后的一千五百多年里，人类文明几度兴衰，理性医学的中心从希腊来到罗马，从罗马又到伊斯兰世界，而后重回欧洲。

历史上，一位领军人物死去时，他所开创的事业可能会功败垂成，但原因却不一定是他的死亡，只有当支撑他的力量大势已去的时候，这项事业才会真正失败。在盖伦死后一千多年的时间里，盖伦学派的理论根基都没有被动摇过，只有科学进步到一定程度，人们才会惊愕地发现，盖伦的医学体系事实上充满了错误，这一切，最初是从解剖学的进步开始的。

维萨里

文艺复习时期，盖伦的权威开始遭遇挑战，一场摧枯拉朽的科学革命正在悄悄酝酿，盖伦建立起来的这座看似牢不可破的学术大厦，在黑暗时代坚挺了千余年之后，即将迎来新时代的疾风骤雨。

首先是宇宙观的颠覆，当尼古拉斯·哥白尼（Nicolaus Copernicus，1473—1543）的《天体运行论》横空出世以后，人们赫然发现，原来千百年来我们自以为宇宙中心的地球却是要绕着太阳转的！另一件不太广为人知却几乎同等重要的大事是安德烈亚斯·维萨里（Andreas Vesalius，1514—1564）《人体构造》的出版。该书纠正了盖伦的解剖学谬误，使人们第一次确切地知道了人体这个"小宇宙"的基本结构，彻底更新了人体观。

两件在科学史甚至人类历史上同样石破天惊的大事件，齐齐地都发生在1543年。今天的外科医生如没有精熟的解剖学知识作为基础是不可想象的，可我们的那些前辈，居然在没有对人体准确了解的前提下，凭着超凡的智慧和过人的理性，顽强地将柳叶刀一代一代传承下来。到了维萨里这一代，医学的面貌将有所不同了，科学精神再次强势介入，终于让医学与神秘主义又一次渐行渐远。这一次分别，医学再也没有回头。

解剖学对于医学的发展尤其是外科学的发展的重要意义怎么强调都不过分。维萨里凭着他在解剖学的贡献开创了一个时代。维萨里之前的解剖学教学在今天看来是可笑又荒唐的，教授们照本宣科，任由一个助手盲目地解剖一具尸体，另外有一个示范者装模作样地指指点点，而教授自己却从未真正瞧瞧人体的真正结构，他们向学生宣讲的仍是千年之前盖伦的经典教义。这样的解剖教学，毋宁说是糟蹋尸体。

思想上的懒惰也许是人的本性之一，即使在今天，骄傲的医生们因为临床惰性而对新知识、新见解置若罔闻的事情也屡见不鲜，这样的局面真是让人感到憋闷。然而盖伦的影响力再广泛，终有其不可及的人群。因为对解剖学有需要的不只是将盖伦视为偶像盲目崇拜的医生群体，还有一些旨在发现人体奥秘的艺术家。

为了使他们的作品更接近于真实的生命与死亡，他们公开参加解剖，通过研究完整和分解的人体来了解肌肉和骨头的结构。这其中有一位是对解剖学的发展功绩最为显赫的，也是文艺复兴运动最伟大的先驱之一，他曾做了前所未有的努力来探索和解释宇宙，这个人是莱奥纳多·达·芬奇（Leonardo da Vinci，1452—1519）。

很显然，达·芬奇涉足解剖学研究并非因为医学目的，因此医学界经院哲学的传统羁绊对他毫无影响，这就使得他可以在解剖学研究领域完全不受盖伦权威的影响。他以一种超乎寻常的眼光观察人体结构，不知疲倦地献身于人体解剖学研究。为了使研究工作在技术上完美，他应用了超群的解剖学技术，比如使用静脉注入法，用液体蜡注入体腔，开创了人类使用凝固媒介定义器官形状大小的先河。他还曾通过向牛脑注入蜡的方法获得了脑室的塑形。

也许达·芬奇是历史上第一个不受盖伦传统影响能够客观地考虑人类解剖学的人，但他的工作在当时并没有在短时间内得到医学界应有的重视，他的手稿只有少数几个人知道，而且大都不是医生。实际上这些原稿在几百年后才从湮没无闻的境地中解脱出来，卡斯蒂廖尼在其著作《医学史》中提到："看来维萨里或许知道一些达·芬奇的手稿，并在他的绘图中还模仿了一点。"研究达·芬奇解剖学派的学者肯尼斯·基里（Kenneth Keele）也曾说道："达·芬奇刺激了艺术与解剖学之融合，他为大师级学者维萨里准备好了土壤。"

类似的这些观点大概可以说明，达·芬奇才智的光芒虽在当时不足以照亮尚处于黑暗中的医学界，但也或多或少地影响了这位医学史上最重要的人物之一——解剖学家维萨里。历史的面目似乎总是模糊的，如果医学上所有重大的进步都源自某个天才人物灵光乍现的构想，那么医学史可能要简单得多。然而事实上所有有价值的重大发现与进步只能基于先前有价值的探索，这正如牛顿所言"如果说我比别人看得更远些，那是因为我站在了巨人的肩上。"

如果说在希波克拉底（生活时间介于孔子、孟子之间）、盖伦时代（大约与张仲景同时代），中国的医学水平还与西方难分高下的话，那么自维萨里之后，中国医学至少在理论层面，已经被远远抛在后面了。

但在医疗实践的效果方面，一直到此时东西方也仍然是半斤八两。在外科方面，中国医学还颇有可观之处，成书于南北朝时期的《刘涓子鬼遗方》及唐代《仙授理伤续断秘方》，记载了许多针对外伤的治疗方法，比如后者记载有对开放性骨折主张快刀扩大创口，以煎水洗净，缝合后用洁净绢片包扎，并强调不使伤口着水，以免感染，这多少已经有现代外科无菌术的影子了。只可惜中国古代医学中这些基于实践经验，闪耀着理性光辉的外科传统，最终没能发展繁荣起来，殊为遗憾。但我们可以看到，中国的古代学者一样具有敏锐的洞察力和优良的学术传统，中国古代的医学实践相比于其他古代民族的传统医学亦毫不逊色。

中国古代其实也曾有过解剖人体的探索，经常被学者提及的是《黄帝内经》中的记载："若夫八尺之士，皮肉在此，外可度量切循而得之，其尸可解剖而视之……其脏之坚脆，腑之大小，谷之多少，脉之长短……皆有大数，诸血皆属于心……心主全身血脉。"

除了这样的经典记述之外，故纸堆中还有一些零散的记录，谨摘录如下：

翟义党王孙庆捕得，莽使太医尚方与巧屠共刳剥之，量度五脏，以竹筳导其脉，知其终始，云可以治病。——《汉书·王莽传》

汉末，有人得心腹瘕病，昼夜切痛，临终敕其子曰："我气绝后，可剖视之"，其子不忍违言，剖之，得一铜枪。——《太平广记》

沛郡相县唐赐，往北村饮酒还，因得病，吐蛊虫十枚。临死，语妻张氏曰："死后刳腹中病"，张手破之，脏悉糜碎。——沈约《宋书》

广西戮区希范及其党，凡二日，剖五十有六腑，宜州推官吴简，皆详视之，为图传于世。——南宋赵与时《宾退录》

余先是以医从征，历经贼腹，考验脏腑，心大长于豕心，而顶平不尖，大小肠与豕无异，惟小肠上多纹，膀胱真是脐之室。——明·孙一奎《赤水玄珠》

可为什么古代中国就没能发展出合乎客观实际的解剖学呢？

清道光年间王清任（1768—1831）的《医林改错》可以说是中国古代解剖学的巅峰之作。王清任出生时，维萨里早故去 204 年矣。但若将其书中所绘的解剖图与维萨里的相比，真是惨不忍睹。现代医学受惠于维萨里之解剖学甚多，但也有人认为受惠于达·芬奇、米开朗琪罗、提香、拉斐尔等人更多。倘若没有这些艺术家所拥有的复杂的画技，利用透视法表现人体，维萨里又如何精确地记录其研究呢？中国解剖学的落后、画艺落后也许是部分重要原因。

维萨里播撒的种子，结出了丰硕的成果，解剖学研究观念深入人心，他的后继者们又陆续有一些解剖学方面的发现，但囿于盖伦这样的权威，关于血液运动的潮汐学说，并没有人敢发起挑战，对于传统的敬畏，使研究者们难以得出富于逻辑的结论——即使他们曾留下许多精准的科学记录。

少数有思想的人，看待世界的方式已发生了变化，1609 年伽利略（1564—1642）自己制作了一台望远镜，因此他可以观察到更深邃的天空，银河系的真面目也逐渐开始清晰。

当哈维开始思考心血运动的问题时，他意识到揭示这一奥秘不能只靠记录细节，更需叩问自然。基于前人的研究，结合大量的动物实验，哈维提出了在当时看来石破天惊的血液循环学说，在医学界掀起了巨大争议。《动物心血运动的解剖研究》出版后的几十年间，哈维一直饱受攻击，撼动一个传统的权威观点，从来都不是容易的事，更何况在当时，这一理论非但没有给治疗方面带来什么突破，还给医疗界带来了比以往更多的困惑和谜题。就当时而言，哈维的贡献是为医学提供了新的研究方法，真正开启了一个实验医学的伟大时代。

值得一提的是，在哈维提出确切的血液循环学说之前，中国古人也产生过血液是循环的这一萌芽思想。《黄帝内经》中有如下记载："经脉流行不止，环周不休……气之不得无行也，如水之流，如日月之行不休，如环之无端，莫知其纪，终而复始"，在今天看来，这确实是令人惊艳的洞见，但若与哈维相较，则仍属于玄妙的哲思，而非基于精确实验缜密思考之后的科学结论。因此，有些学者据此认为中国人提出血液循环学说比哈维早了 1500 多年，多少有一点偷换概念、自欺欺人。1957 年德国医学博士费利克斯·博恩海姆 (Felix Boenheim) 写成了一本书《黄帝内经与哈维的血液循环学说》，世人方知中国早有这种萌芽思想。

以当时的职业划分，无论维萨里还是哈维，其实都算解剖学家，更确切一点说，哈维算动态解剖学家，开创了生理学研究的先河。虽然他们同时也都有外科医生的身份，但若论这一时期对外科治疗学方面的直接贡献，则非法国外科大师安布罗斯·巴累（Ambroise Pare，1510—1590）莫属。从巴累开始，有关外科的故事逐渐精彩起来。

巴累

　　早期的外科医生在战场上处理的伤口都是由冷兵器造成的，对于这类伤口的治疗，他们积累了足够多的经验。但巴累所在的时代，外科医生遭遇了其前辈们所不曾面对的挑战，由中国人发明，并由阿拉伯人引进西方世界的火药，成就了战场上第一批火器。巴累认为："这种火器可以说是人类文明中最不幸、最恶意的发明，就连闪电造成的伤害，也难以和这些来自地狱的杀人工具相提并论，我们要诅咒那些致命武器的发明者，同时，对那些努力以其手艺在这些武器造成的伤势上给予正确医疗的人，我们要予其崇高的褒扬。"

　　但是，这种新时代由火器造成的伤害，怎样治疗才算正确的呢？

　　其实在巴累之前，他的外科同行们在治疗这类外伤时所犯的最大错误，就是坚持所谓"正确的治疗"。因为他们认为火器伤一定伴随着火药导致的污染，因此必须用滚烫的油来消毒。这对已遭遇不幸的伤员来说，真是雪上加霜。对于这种现在看来显然错误的治疗原则，巴累在最初也毫不怀疑地接受了。

　　1537年法国与意大利开战于意大利北部的都灵，作为随军医生，巴累用于治疗的沸油很快就被不断涌来的伤兵消耗光了，于是他不得不用一种温和的乳液代替沸油涂抹于伤口。可这样离经叛道的治疗方法能行吗？如果因为没用沸油给伤口消毒而出现不良后果，那巴累的饭碗就必然会被砸了。忧心忡忡的巴累一夜不得安眠，生怕那些没有接受传统治疗的伤兵，会因为火药之毒发而身亡，于是一大早就去探视，结果他意外地发现，反而是用温和方法处理的伤兵恢复得较好，而那些经过沸油处理的伤兵却痛苦不堪。巴累在不经意间通过一次对照试验，获得了既往从书本和师傅那里不曾学到的宝贵经验。在另外一次战事中，巴累重新发现了血管结扎的价值，在截肢的伤口处理上，结扎血管远优于烧灼止血。血管结扎并非巴累的发明，而是被遗忘的古老传统。巴累在实践中复兴了这种做法。

在随后的军旅生涯中，巴累见识到了战争的残酷，目睹了战争造成的伤害越来越复杂，外科手段无论如何进步，总也赶不上破坏的技术。但在这种绝望的氛围中，巴累仍然努力改进着治疗方法。这些治疗方法泽被后世，在漫长的岁月中，又将拯救无数的生灵。那么，伴随着这些血腥罪恶的战争而来的医疗进步，又能在多大程度上抵消因此而造成的生灵涂炭，又有谁算得清楚呢？在一次又一次凶险的战斗中，巴累侥幸活了下来，他甚至有一次被俘，居然也死里逃生。一连串战事终结之后，巴累已然声名远播了。他的著作包括《遭受枪类、镖类兵器及炮击火药烧炙所致之伤口的实用疗法》《尸体解剖施行摘要》《御前首席外科医生顾问巴累著作全集》《教谕书》。巴累对外科学的影响之巨是难以估量的，他的一生，改写了外科学在医学中的地位，留给后继者的知识遗产，足可作为现代外科学的重要奠基，的确无愧于"外科学之父"的称号。

除学术遗产之外，巴累的为人处世之道也颇为世人赞许。他曾先后是四位法国国王的御医，但对平民也一样尽心尽力地诊治。据说有一位他曾服侍过的国王对他说："我希望你照顾国王比照顾那些穷人更好一些。"巴累答道："不，陛下，这不可能。"国王不解，问为什么？巴累说："因为我一直像对待国王那样去照料穷人。"巴累安然无恙地度过了一次又一次战乱和凶险，于80岁那年仙逝于自己家中。

回望医学史，巴累以其高大的身躯矗立在现代外科学的入口。法国一度在几百年的时间里占据外科学的领导地位，这主要应归功于巴累。法国下一次站在医学领域的最高端，已是19世纪现代医学诞生的前夜，一代巨人巴斯德的细菌学说横空出世。巴累最为世人所知的名言是："敷裹在人，治愈在神"。作为今天的医生，我们无须苛责古人的宗教情怀，在那个时代，宗教与世俗生活密不可分，上帝的恩典见证于所有的事件之中。即使在今天，外科学已经如此进步完善，我们已经能在很多时候预计治愈的结局，但也做不到绝对控制疾病的转归。我们这一代外科医生倾其所能，也只会无限接近绝对治愈这种理想。也许彻底征服疾病这种今天看来遥不可及的乌托邦，这医学的至高境界会成为后来人熟视无睹的日常。

这位伟大的医生在其著作中曾说过：

"如果水平更高的同道在翻阅拙著时发现了本书的不足或作者的错误，我诚挚地希望对方能理解我只是凡人而不是圣人，若为公众之利益，澄清这些问题，并激励后继者做得更好，我希望他能相信，这绝非对我的冒犯，我反而会第一个对他表示感激，并赞扬其如此可贵的进取精神。"

诚哉斯言，柳叶刀的传人正是不断地在继承前人经验、纠正前人错误的基础上砥砺前行，攻克了一个又一个的堡垒。自巴累以后，作为医学之花的外科学，才逐渐次第开放，我们的故事，也由此正式拉开帷幕。

亨特

现代外科手术给很多人的感受通常是手起刀落之后，疗效立竿见影。按理说，这种非常依赖实践而非理论的技术领域，不应该是神秘主义的阵地，但在 17 世纪，却也曾出现过一种如今看起来非常邪门的治疗刀剑伤的神药。该药物的发明者是皇家学会创始会员肯尼姆·迪格比爵士（Sir Kenelm Digby，1603—1665）。其主要成分包括蚯蚓、氧化铁、猪脑、木乃伊粉等，看起来似乎比鲁迅笔下的原配对的蟋蟀好像还容易凑些。但最神奇的还不是这种药物的成分，而是它的使用方法。因为这种药物发挥作用的方式并不是如我们想象的那般涂在病人的伤口上，而是抹在使人受伤的刀剑上。有些读者可能听说过中国民间曾经流行过的一种类似的方法，即把病人服用过后剩余的草药渣倒在路上希望路人踩到药渣时将病带走。踩药渣这个步骤尽管多余，倘若这种药物本身恰好有可以治疗疾病的成分，至少在逻辑上还有对病人有益的可能，可迪格比的药物根本就没用在病人身上，这要是还能起作用，岂不是见鬼了吗？很显然，这是一种交感巫术，无非是给人以心理安慰，反正有一部分伤口迟早是会愈合的。但这种药物和用法居然能够被相当一部分人认可，也就足以说明，当时的外科治疗手段有多么的不令人满意了。

外科学以极其缓慢的速度发展，相比于内科医生的社会地位，外科医生给人的感觉就像是野蛮人。如果我们试图用最简单的话来评价巴累在漫长医学史上的地位，那就是他的一生改变了外科学在治疗方面的角色和外科医生的社会地位。在此之前，对临床医学有如此重大贡献的只有希波克拉底，而在其身后，可堪这种评价的也只有英国的外科医生约翰·亨特（John Hunter，1728—1793），他使外科由粗糙的手艺转变为一门实验科学。

英国皇家外科医学院的亨特博物馆中至今仍有大量可供游客观摩的医

学标本藏品，这些都是当年亨特费尽心力搜罗而来的。在其众多藏品中，有一具高达 7 英尺 6 英寸半（2.3 米左右）的骨骼格外引人注目，这具骨骼矗立在展厅中央，它生前的名字是查尔斯·布莱恩（Charles Bryan），绰号为爱尔兰巨人。布莱恩在生前就害怕自己死后落入亨特之手，于是在死前就将不多的积蓄给了爱尔兰朋友，恳求他们在其死后将遗体装入棺椁运到北海沉入水底。这几位朋友在布莱恩面前发誓不会辜负他的嘱托，一定会亲眼看着他的棺材下海。不过，亨特还是出了高价买通了他的朋友，最终获取了巨人的遗体，剔去皮肉，制成了骨骼标本。友情的忠贞终于没敌过金钱的诱惑，当然，这几位朋友确实把布莱恩的棺材沉入海底了。但布莱恩之名，却因此被永久地记载进医学史，成就了一段吊诡的传奇，尽管这绝非布莱恩的本意。

医生盗尸这类暗黑事件在 18 世纪属司空见惯，因为彼时外科学的训练需要大量的尸体，那时人们的观念虽然比达·芬奇、维萨里时代好一些，但又有谁希望自己死后被放在解剖台上千刀万剐呢？上进的医学生为了学习外科学，也都得通过这种见不得光的勾当获取尸体。1788 年 4 月 13 日，有人发现自己母亲的墓被盗，尸体被医学生偷去解剖，他带领愤怒的人群袭击了医学院，柳叶刀的传人们被棍棒砖石打得四散奔逃，不用说，他们狼奔豕突的姿势一定不怎么优雅。

从长远来看，获取尸体是为了拯救生命，对于具体的医生而言则是手术训练之必须。亨特认为"解剖乃手术之根基，熟知解剖则头脑清晰，双手敏捷，心灵亦对必要的残忍习以为常"。亨特的学生阿斯特利·帕斯顿·库珀（Astley Pston Cooper，1768—1841）也曾直言不讳地说："如果一个外科医生不曾在死人身上操作，他就必定会糟蹋活人"。库珀曾经做过手术的那些人，他会一直保持关注，如果听说哪个人死了，他就花钱雇盗尸贼把尸体挖出来解剖，以此来验证当年的手艺维持得如何。

亨特总是像个猎人一样能通过各种极端的手段搞到他想要的尸体以满足外科训练及教学——hunter 一词也恰好是猎人的意思。就当时而言，贫民们千方百计想逃脱死后被盗尸的命运，外科医生们则不择手段地与盗尸贼狼狈为奸，这还真就像极了一场残忍的狩猎。当盗尸成了一门收获不菲的生意时，利欲熏心的盗尸贼就可能无恶不作了。比如报纸上曾报道过有人因此杀害了16个人，然后再把尚温热的尸体卖给爱丁堡的外科医生罗伯特·诺克斯（Robert Knox）……这些丑闻影响之巨，终于导致了1832年《解剖法案》的出台。该法案规定了某些情形之下的尸体可以供外科医生合法解剖。但其实直到今日，尸体缺乏的情况也没有完全得到解决，直至在我读书期间，解剖学实践课也是一组16人面对一具尸体，要不是有很多同学偷懒逃课，有外科之志的几个同学根本就轮不着动手的机会。稍早一些时候，20世纪50、60年代的中国医学生，甚至也需要到乱坟岗上去捡骨头学习解剖，为了避人耳目，多是在夜里从事，夜幕森森，鬼火荧荧，这种情形，想想就令人毛骨悚然。

美国人菲利普·桑·菲齐克（Philip Syun Physick，1768—1837）在求学期间曾拜亨特为师。其父问亨特应该为孩子准备什么书，亨特说："跟我来，先生，我让你看看你儿子应该读什么书"，亨特把他们带进解剖室，指着尸体说："呶，这就是你儿子应该读的书。"1792年菲齐克返回美国行医，1800年开始讲授外科学课程，影响了一大批美国外科医生，在溃疡、骨折、整形手术方面多有创建，终成一代宗师，被后世称为"美国外科学之父"。

亨特的工作和研究都极有价值，尤其是在利用实验动物来理解外科疾病的病理生理的基础上，更是开创了实验外科的先河。最有名的一个例子是，通过对鹿角血管分布的观察，他推测到一段血管闭塞后，周围会出现侧支循环。他抓来一头公鹿，对其右侧的颈部血管进行了结扎，结果，右侧鹿角降温，而且停止了生长，而左侧鹿角生长速度则不受影响，也温度正常，但有趣的是，仅仅两周之后右侧的鹿角便恢复了温度而且重新开始生长。他处死了这头鹿进行解剖之后发现，果然侧支循环建立起来，血管走了旁路重新畅通了！根据这个原理他设计了动脉瘤的手术。对一个腘窝处搏动性动脉瘤实施了动脉结扎动脉瘤切除的手术。而在此前,这类病人难免要截肢。这类手术,亨特一共实施了4例,其中3例获得成功,第4例病人死于出血。

像所有可以开创一个时代的大宗师一样,亨特也总是将前辈的谬言视为无物,他能够通过自身的智慧能力去探知疾病的本质,并对其进行描述,他不带成见地去解决问题,因此他发现了许多隐藏于传统医生视野之外的东西。19世纪爱丁堡解剖学家罗伯特·诺克斯(Robert Knox)在评价亨特时说:"伟人不是由他们所生存的时代创造的,他们创造了属于自己的时代。"亨特的贡献使外科医生们愕然发现,原来我们不只是熟练的工匠,也可以引入科学的方法。医史研究先驱、传记作家菲尔德·哈德森·加里森(Fielding Hudson Garrison,1870—1935)曾说,亨特使外科学由一门机械性的手艺升华为一门实验科学。更重要的是,亨特打通了传统上内科与外科的界限,通过观察和实验所得的结论,使所有的医生都能用到。以对炎症的研究为例,他认识到所有的炎症现象都是机体对某种形式的有害影响的反应,这是自古以来第一位将炎症理论提高到这一高度的研究者。

虽然亨特拥有高超的手技,但他却认为外科医生最重要的品质是判断,绝不勉强开刀。他将那些做不必要手术的外科医生的行为称为野人的巧取豪夺或文明人的诱骗。他说:"我的所为不会超过同等情况对自己进行操作的限度,若无敬畏之心,外科医生就不该走近病人。"这样的观念,在今天也仍有意义,因为时至今日由于各种原因导致的每年实际发生的非必要的手术仍然很多,在亨特的时代,避免非必要的手术意义更是尤其重大,因为手术给病人带来的疼痛实在太难以忍受。

亨特的弟子阿斯特利·帕斯顿·库珀曾列出外科同僚所需具备的素质:鹰之眼,狮之心,妇人之手(Eye of an eagle, heart of a lion, hand of a woman)。鹰之眼,要求外科医生要有敏锐的观察能力;妇人之手,要求医生操作要轻柔——这一点巴累也十分推崇,唯其如此才能尽可能地减少对组织的损伤。但是这个狮之心应该如何理解呢?坚毅?果敢?冷静?这些似乎都对，但是更重要的很可能是当一个病人在无麻醉的状态下接受手术时，其痛苦的哀号和挣扎的情形就跟被狮子捕杀准备咬死的猎物的拼死反抗是一样的，绝对是惨绝人寰，可狮子会停止撕咬吗？当然绝不会，外科医生会因病人的哀号就双手发抖或停止操作吗？当然也不会，亨特教导我们说，外科医生要习惯必要的残忍。

无麻醉状态下的手术有多疼，没有极特殊原因的话，一般人可能体会不到，回忆一下我们无意中受过的锐器切割伤吧，手术的疼痛，还要比这严重许多，因为意外总是瞬间发生，但手术却需要一定的操作时间。英国女作家范妮·伯尼（Fanny Burney）描述过自己的乳房被切除时的情形："恐怖的钢刀刺入乳房，沿着血管肌肉神经切下，我大声尖叫，整个手术过程一直尖叫，那种剧烈至极的痛苦，任何语言都无法描绘。"

今天的外科医生，是没法想象在这样病人的哀号声中如何进行精细的外科手术的，当时的外科医生，除了体格方面必须孔武有力以外（首先得按得住病人，其次一旦病人反殴医生，医生可以迅速把病人打晕），下手的速度也必须极其迅速。古龙的武侠小说世界里虚构过诸如傅红雪、小李飞刀、萧十一郎之类以快取胜的刀客，但纵使这些经过夸张的小说中的人物，其用以杀戮的刀法比起历史上这些以快制胜的外科医生的柳叶刀，也相形见绌。比如亨特的学生威廉·卡西尔登（William Cheselden）摘除膀胱结石一分钟，英国外科医生罗伯特·李斯顿（Robert Liston，1794—1847）截掉一条腿只需28秒，闪电侠一般的速度。建设从来不如破坏容易，救赎的难度大于杀戮的技巧何止万倍。刀光血影的背后，是一个又一个鲜活生命的涅槃。

如此快的速度，自然不可能发展出更复杂的外科术式，也解决不了更重大的问题，可是疼痛的问题，该如何解决呢？

麻醉

在今天提出这样一个问题，恐怕就连小学生也能脱口而出地回答，麻醉呗！

可麻醉并不是从来就有的，解决手术疼痛的问题，一直只存在于传说之中，甚至就连作为医学术语的麻醉（anaesthesia）一词都是近代才出现的。从医学史上来说，麻醉的忽然出现有点不合逻辑，它不像外科的历史那么漫长，或者说，由于长久以来孜孜以求的解决手术疼痛的努力都以失败而告终，以至于外科医生们对解决这一问题早已不抱任何幻想了。可这一问题，居然就在人们彻底绝望之时，仿佛在一夜之间就忽然被解决掉了，只是当外科医生们被这突如其来的喜悦惊诧得没回过神来时，几位与麻醉起源有关的研究者就已经为了优先权的争夺赤膊上阵了。纵观整个外科史，就没有任何技术进步伴随有如此离奇的纷争。

人类探索解除手术疼痛方法的过程错综复杂，如果一定要为现代麻醉学的诞生寻找一个起源的话，我想那一定应该是气体化学的进步。

1772 年，伟大的英国化学家约瑟夫·普里斯特利（Joseph Priestley，1733—1804）对一氧化二氮的理化特性进行了详细的描述。1774 年他又将纯氧由化合物状态分解出来……终其一生，他曾分离并论述过的气体，数目之多超过了他同时代的任何人。站在伟人的肩膀之上，法国化学家安托万-洛朗·德·拉瓦锡（Antoine-Laurent de Lavoisier，1743—1794）开辟了现代化学，创立氧化说以解释燃烧等现象，并揭示了动物呼吸的本质是氧化过程。普里斯特利认为吸入氧气可能会对一些肺部疾病有好处。这一观念也得到了当时医学界的认可，于是呼吸诊疗研究所在1798 年应运而生。在这个研究所建立的过程中，第一次工业革命中的重要人物詹姆斯·瓦特（James Watt，1736—1819）对仪器的置办颇费心力，这可能与其爱子罹患肺结核有关。正是在这个研究所里，出现了气体吸入麻醉的萌芽。很少有人知道，外科史上一次最重要的里程碑式的事件的缘起，与工业革命的一代领袖在18世纪末的英国还有这样一段渊源。

1799年，年轻的汉弗莱·戴维（Humphry Davy，1778—1829）受聘于该机构成为实验部门的第一任主任。戴维做实验的方式就是挨个吸各种气体。有一次他甚至差点儿被一氧化碳送上西天。这种非凡的勇气与热情实在是令人叹为观止，如果他真的死于一氧化碳，外科学的历史可能就会被改写了。在不断的冒险自体实验当中，由于一些机缘巧合，戴维发现了一氧化二氮的止痛作用。而在此前，由于美国化学家、医生 S.拉瑟姆·米奇（S.Latham Mitchill）观察到一氧化二氮可致实验动物死亡，因此得出结论——该气体有毒，并不知为何将其视为导致流行病的传染性的气体，戴维却不信这个邪，这气体真能致命吗？那我吸一下呗。

在当时，哪怕是所谓公认的无毒的气体，也有可能因为技术原因导致纯度不够而混有其他有毒气体，这足以产生致命的后果，而对于这种已经有传说称其有毒的气体戴维却想去吸一下以验证这一说法的真伪，实在是匪夷所思，他是活腻歪了吗？戴维"作死"那天，恰巧智齿发炎疼痛难忍，都说牙疼不是病，疼起来真要命，难道是牙疼得让戴维生无可恋了吗？那就吸两口这种传说中有致命毒性的一氧化二氮吧！一番"作死"过后，戴维非但没死，而且牙也不痛了，还产生了一种欣快感。咦？原来一氧化二氮能解除身体的疼痛，由于早些年戴维曾做过外科助手，所以他意识到这种神奇的气体应该可以用于外科手术。1800年他将这一观点写入其著作时，不过20岁出头，也就是刚刚入职呼吸诊疗研究所一年而已。

慧眼识珠的是呼吸诊疗研究所的老板托马斯·贝多斯（Thomas Beddoes，1760—1808），否则如此年轻的戴维不会这么快崭露头角。在研究一氧化二氮的过程中，有一天贝多斯来到实验室，结果不慎碰翻了装着大量一氧化二氮的瓶子，实验室里充满了这种气体。忽然一向孤僻、冷漠不苟言笑的贝多斯放声狂笑起来，随后戴维也跟着莫名其妙地大笑，两人笑声实在太诡异了，以至于隔壁实验室的助手们全都跑来围观他们。突然助手们明白了，他们俩一定是气体中毒。助手们说："戴维，您的气体会把人笑死的，快出去透透风吧！"

戴维更多地被后人记住，并非是其在麻醉方面的贡献，而是他发明了在矿业中检测易燃气体的戴维灯，这一发明有效地减少了瓦斯的燃爆，救人无数、功德无量，深受矿工们欢迎。当有人劝其保留这一发明的专利时，他却拒绝了，他说："我相信唯其如此是符合人道主义的。"而当他在人生最后的时期，一位朋友问他一生中最伟大的发现是什么，他却绝口未提自己众多发明、发现中的任何一个，而是说："我最大的发现是一个人——法拉第。"

也就是说，在其辉煌的一生当中，作为化学家、发明家，电化学的开拓者的戴维，并未把发现一氧化二氮可用于手术这个贡献太当回事，这对外科学界来说，当然是个遗憾。1800 年，那位可以快速截腿的闪电侠罗伯特·李斯顿方才 6 岁，如果戴维没有在 1801 年就离开呼吸医学研究所，而是继续从事医学相关的研究，麻醉可能早几十年就出现了。待到罗伯特·李斯顿执刀截肢时，就可以在病人无痛的情况下优雅从容地操作，不必追求那种闪电般的速度了。在地球仪上，英国是那样小的岛国，偏偏英国的外科医生，在麻醉的问题上，灯下黑了，在长达几十年的时间里集体忽略了戴维的先见之明。甚至有一位叫亨利·希尔·希克曼（Henry Hill Hickman，1801—1830）的人多次冒险以身试药，也没能引起外科医生的重视，最后，希克曼因绝望而自杀，不过他在死前肯定想不到他并不是唯一一个为了麻醉事业自杀的人。

一氧化二氮最初在公众中的应用反而是因为它能引起人发笑。饱暖思淫欲，吃饱了的英国人近水楼台先得月，最先学会在聚会时集体吸这种笑气。诗人骚塞将这种可以给人带来快乐的气体称为"来自天堂的空气"。44 年后，这一玩法又传到了美国，曾对人类文明发挥重大推动作用，涌现大量医学巨匠的日不落帝国英国，终于错失了发明外科麻醉的历史殊荣。

风水轮流转，长久以来困扰外科界的手术疼痛问题，要由美国人来解决了。

1844 年加德纳·昆西·科尔顿（Gardner Quincy Colton）带着他的笑气来到美国康奈迪克州的哈特福德，他将为这里的人们展示笑气的神奇效果。在围观的人群中，有一位名不见经传的年轻牙医贺拉斯·威尔斯（Horace Wells，1815—1848），围观改变世界，威尔斯的这一次围观，改写了外科历史。在这次表演中，威尔斯注意到那位吸了笑气的人在迷乱中撞伤了自己的腿，可是却毫无痛苦的表情，威尔斯立刻悟到可能是这种神奇的气体钝化了痛感。表演结束后，威尔斯立刻面见科尔顿，邀请他用笑气帮助试验无痛拔牙，可是拔谁的牙好呢？当然是自己的。他们来到一家牙科诊所，在威尔斯吸了一阵笑气昏昏睡去之后，牙医拔除了他的一颗坏牙，当威尔斯毫无痛苦地醒来之后，敏感地意识到，他已经站到了一个新时代的入口，这种感觉令其狂喜不已。

他很快学会了笑气的制备，并在 1 个月之内成功地完成了 15 次无痛拔牙。1845 年 2 月野心勃勃的威尔斯怀着改写医学史的理想来到了美国一流医学学术思想荟萃之地波士顿，通过以前的学生威廉·托马斯·格林·莫顿（William Thomas Green Morton，1819—1868）的介绍，他结识了麻省总医院的资深外科医生约翰·柯林斯·沃伦（John Collins Warren），沃伦答应配合莫顿为医学生公开表演一次无痛拔牙。演示那天沃伦对现场的学生们说，这位先生自称可以用一种吸入气体的方式消除手术疼痛……显然，沃伦对威尔斯的说法是有疑虑的。紧张的威尔斯没有给需拔牙的病人吸入足够的笑气，结果在拔牙时，病人尽管没有挣扎，却还是发出了痛苦的呻吟，学生们报以哄笑，并斥之为骗子。威尔斯出师不利，表演搞砸了。

围观者大都没有相信威尔斯可以解决手术中的疼痛问题，但有一位有心人却由此看到了天赐良机，这就是一手促成此次演示的莫顿。威尔斯的波士顿之行折戟沉沙，返乡后的他一蹶不振自暴自弃，被扬名立万的理想破灭后的痛苦深深地折磨着。1846 年 10 月底，他意外地收到了一封莫顿寄来的信，信的大意是，我已经发明了一种可以解除外科手术痛苦的办法，现在将向全国授权推广使用，给你写信的目的是想问问你，你是否也需要我的授权呢？

威尔斯仿佛挨了一记闷棍，在他从如晴天霹雳般的眩晕中醒转之后，意识到原本应属于自己的荣誉被掠夺了。莫顿，你这个卑鄙的小人，我要把属于我的荣誉夺回来！

莫顿用的方法是乙醚，据说他从前的化学教师查尔斯·杰克逊（Chaeles Jackson）建议他使用乙醚解决手术中的疼痛问题，可能会比笑气更容易成功。莫顿也是个兼具勇气与野心的人，他观察到社会上的聚会很多人会聚众吸乙醚取乐，那么是不是乙醚也有跟笑气类似的减轻疼痛的效果呢？莫顿用一块浸润了乙醚的布塞住了自己的嘴，很快就昏死过去，若不是这块布自动从他脸上掉下来，莫顿可能就会因为吸入过量的乙醚而一命呜呼了。随后他又在乙醚的辅助下给一个来看牙的人拔牙，病人没有感觉到疼痛。

于是，在威尔斯跌倒的那个地方，莫顿再次安排了一次演示，术者还是沃伦，还是那个剧场般的手术室，还是那一群医学生。我们有理由相信，这其中一定有上次就目睹过威尔斯失败的人，他们再次前来，也许不是为了见证奇迹，而是打算再次看一个不自量力的牙医出丑，阴损刻薄的话早已准备好，说不定还有人准备往中间扔臭鸡蛋呢！

但是准备看笑话的学生们最终失望了，演示那天，莫顿在几分钟之内就让病人睡过去了，然后对沃伦说："一切就绪，您可以开刀了。"这一开场白，已经跟今天手术间里术者与麻醉医生的对话极其相似了，虽然直到此时，麻醉这个术语还没有出现。

沃伦在病人颈部切了一个 3 英寸（约 7.62 厘米）的切口，在病人没有任何痛苦表现的情况下，切除了一个台球大小的肿瘤。这次历史上第一次真正的无痛手术的术程持续了 25 分钟，术闭，现场一片静默，甚至连沃伦本人也被这种神奇的效果惊呆了。这一天是 1846 年 10 月 16 日，68 岁的沃伦即将退休，作为一名已练就铁石心肠的成熟外科医生，不知已经平静面对过多少次病人手术中痛苦的哀号，当其以近古稀之年忽然经历了一次无痛的手术，他反而忽然不能平静了，这居然是真的吗？"同学们，这不是骗局"，沃伦故作镇静地宣告了这一次无痛手术演示的成功。

消息传出，医界哗然，在大洋彼岸，那位闪电侠李斯顿也尝试了在乙醚辅助下的截肢手术，一下就被这种惊人的镇痛效果惊呆了，也许他一直以来引以为傲的闪电截腿技术从此在江湖上再无显著优势。1847 年夏天，中国近代史上最著名的一位传教士彼得·伯驾（Peter Paeker）穿越了大半个地球，来到中国广东，在由他创办的博济医院里开始实施乙醚麻醉下的手术，年轻的外科学在古老的东方开始艰难的起步。

波士顿科学圈迅速接受了无痛手术技术，美国医学家兼作家奥利弗·温德尔·霍姆斯（Oliver Wendell Holmes，1809—1894）在给莫顿的一封信中，首创了麻醉（aneasthesia）一词，他说麻醉一词终将被文明世界口口相传。霍姆斯说对了，如今麻醉一词已经被熟稔的如同自古以来就存在一样，其实，其历史还不到 200 年呢。

1846 年 10 月 19 日，也就是在莫顿那次成功的演示之后的第三天，他提笔给威尔斯写了充满挑衅意味那封信，由此揭开了麻醉发现优先权的戏剧化的争夺。莫顿春风得意，享受着来自全世界的喝彩。威尔斯也决心寻求欧洲学术界的支持，并到医学会请愿。孰料"螳螂捕蝉，黄雀在后"，化学教师杰克逊也不失时机地跳出来，试图证明莫顿不过是在他的启发下完善了技术细节，而他才是麻醉术的真正发明者。三方混战，无所不用其极，姿势已然相当难看，正在难分难解之际，又有一位叫克劳福德·威廉姆森·朗（Crawford Williamson Long，1815—1878）的医生向医学界提交证据，证明其早在 1842 年 3 月 30 日就成功地应用乙醚进行了无痛手术，随后的数年中，每年都有这样的乙醚麻醉手术在施行……

现代麻醉起源大戏之幕徐徐拉开，几位麻醉先驱的命运却将走向悲剧的终点，优先权的争夺战的焦灼严重损害了他们的肉体和灵魂，1848 年 1 月 21 日也就是威尔斯 33 岁生日的当天，他在精神崩溃的情况下袭击了百老汇街上的女人，当即被捕入狱，在狱中，他吸入了部分氯仿（也是一种麻醉剂）用利刃割破了自己大腿上的动脉失血而死。

莫顿的命运也没好到哪里去，1868 年当其读到一篇支持杰克逊为麻醉发明者的文章时，气得五内俱焚，丧失了理智，在一次出行中，忽然毫无征兆地跳下马车，一头扎进河水里，被妻子劝回马车后，行进不久，又再度跳车……几个小时后，他死于脑出血。死前，他已一贫如洗。

莫顿死后 5 年的某一天，已变成酒鬼的杰克逊拜谒了这位老对手的墓地，其墓志铭如下："莫顿，吸入麻醉术的发明者与发现者，拜君之所赐，外科手术之剧痛不再存在……"这些刻在石碑上的话压垮了杰克逊最后残存的理性，他疯了，他在对手的墓前咆哮。在随后的 7 年余生中，他完全处于疯癫状态。他多活了几年的岁月，也没能笑到最后，在其肉体死亡之前，灵魂已然提前崩溃了。1880 年 8 月 28 日，75 岁的杰克逊的肉体也走向死亡。

唯一没有以悲剧收场的是朗，他原本也不是争名逐利之人，若不是朋友们无法忍受真正的首创者被历史埋没，催促其公开发表文章，也许他的功绩就真的被历史淹没了。在这一场没有赢家的丑陋的争夺之中，他的低调与超脱，更显得难能可贵。但是从技术传播的角度来说，又不得不承认前三者的争夺战，客观上加速了麻醉术在外科界的推广。1878 年 6 月 16日，这位 62 岁的乡村医生在完成一次乙醚麻醉下的接生之后，一头栽倒，再也没有醒来。他临终前的最后一句话是："照顾好产妇和婴儿。"死在工作中的朗，求仁得仁。

麻醉的技术发展史当然远比上述故事更为复杂，而且这一进化至今也未停止，吸入麻醉、椎管麻醉、静脉麻醉、局部麻醉、高级生命支持……如今的麻醉专业，已成为独立于外科之外的专业，不再由外科医生兼任。我们回顾麻醉起源的这一次纷争，并不是要读者朋友们一定要厘清历史真相，谁是某一项技术的首创者或许并不重要，荣誉应该属于那个最终让全世界认可的人。作为外科历史上最富戏剧性的篇章，它足以带给我们太多思考，勇气、责任、灵光乍现的思路、人性阴暗的欲望、面对名利诱惑的迷失与淡定，置身于其中也许有助于我们更好地思考外科这个专业，理解外科医生这个群体。然而麻醉出现之后，并未立刻给外科发展带来巨大的推动作用，因为影响外科快速发展的还不只是术中的疼痛问题，而是千余年来一直威胁外科手术的幽灵，一个更为致命难解的魔咒。

无菌

　　支撑现代外科学的四大必备条件：精准的解剖学知识、止血的方法、完善的麻醉、预防手术感染的手术室环境，至此已解决大半，横亘在外科学面前的，只剩下难以琢磨的致命感染尚未攻克。而这一问题，则有赖于基础医学理论的突破，这关乎医学史上迄今为止最重大的一次发现——细菌学说。

　　与漫长的历史相比，人类的寿命毕竟太短，又兼忘性极佳，因此今天的人们（包括医生）早就忘记了100多年前手术后的感染是一件多么恐怖的事情。1867年一篇文章统计了一组令人沮丧的数据：如果截肢手术是在超过300张床位的大医院进行的话，其死亡率将超过41%。当时整个欧洲的手术后死亡率都高得骇人，巴黎60%，苏黎世46%，柏林34%……本来是救人性命的外科手术，而感染的威胁，使这一手段的效果大打折扣，即使麻醉的进步解除了术中疼痛的威胁，但死于外科感染仍是医患双方挥之不去的噩梦。如果没有麻醉，那么只是手术中的疼痛需要忍受，但没有抗感染的措施，手术的结果却极可能是死亡，从这个意义来说，克服手术感染的问题，比麻醉之于外科的意义更大。由于感染的威胁，从天而降的麻醉并未即刻将外科的发展推上快车道。

　　将外科学从感染的梦魇中解救出来的是著名的英国外科医生约瑟夫·李斯特（Joseph Lister，1827—1912）。但作为外科医生的李斯特是如何发现外科感染的秘密的呢？这却要从法国酿酒业的一次危机说起。

　　1856年一位工厂主拜访路易斯·巴斯德（Louis Pasteur，1822—1895），告知他在生产上遇到了大麻烦，就连酒桶都散发出令人作呕的味道，整个酿酒业濒临崩溃。得知这一情况后，巴斯德立刻决定动手寻找解决问题的途径，他经常在酿酒厂一待就是一天。科学进步的背后总是充满着漫长的不为人知的艰辛。1860 年巴斯德发表了《论酒精的发酵》，阐述了发酵是由微生物引起的繁殖活动，糖是繁殖的基础。巴斯德发现，造成酿酒桶污染的是一种叫乳酸的东西，而这是由一种完全不同的微生物产生的，因此，他提出的解决方案是将甜菜根加热以消灭污染，然后再进行发酵。1866 年巴斯德公开出版了论述葡萄酒生产过程中的问题及其解决对策的专著，首次介绍了巴斯德灭菌法。而此时的巴斯德还是一名化学家。一名化学家在生物学领域做出了这么大的贡献，而后又极大地推动了医学的发展。不过这样的人总是会引起巨大的争议，比如当巴斯德用事实来试图说服那些顽固的医生时，换来的却是那些老顽固轻蔑的讽刺。

　　不过和巴斯德引发的有关生命发生的大论战比起来，医学界的这些诘难实在是小巫见大巫了。1860 年 1 月，巴斯德在一间阁楼里写道："我尽心竭力地思索发酵的问题，希望不久以后能解决'生命是自然发生的吗？'这个古老的问题。"今天受过基础教育的现代人可能已经对古人关于生命发生现象的想象比较陌生了，这是一种认为生命是从无生命物质或死的有机物中突然发生的理论。古希腊的亚里士多德认为："通过把湿的东西弄干或者把干的东西弄湿的方法，就可以产生生命。"据此而派生出来的说法花样百出，比如腐肉生蛆、泥土生跳蚤等。在这方面，中国古人也掉进了同一个坑里，比如儒家经典《礼记·月令》亦载有"季夏之月，腐草为萤"之说。这也再次说明，在科学不甚昌明的年代，古人对自然现象的想象或推测在思维方式上是非常接近的，无非是通过事物表面的联系做最直观的推测。民间更邪门的传说是，把脏衣服放在盛有麦粒和奶酪的容器中，三个星期以后，就会蹦出许多活的大老鼠来——很显然，这些老鼠是后来爬进去的嘛！

　　其实早在巴斯德之前，就有科学家设计实验驳斥过这种古老的说法。17 世纪时弗朗切斯科·雷迪（Francesco Redi）把肉分别放到几个广口瓶里，然后用纱布把其中的几个瓶口捂住，不让苍蝇进入，结果那些没遮盖的广口瓶里长满了蛆，这说明蛆是苍蝇产在肉里的卵变成的，蛆以后也会变成苍蝇，蛆和苍蝇都不是自己从肉里长出来的。这个实验曾一度让持自然发生论观点的人陷入沉默，不过，这个故事到此并没有完结。17 世纪末显微镜的发明反而使这个古老的谬说再次沉渣泛起，因为他们在洁净的雨滴中也看到了无数活的小生命，这真让他们如获至宝，如果它们不是自然发生的，又该如何解释呢? 现在我们知道，这当然是悬浮于空气中的微生物跟着雨水一起落下来了。但与巴斯德同时代的菲力克斯·普歇（Félix Pouchet）（鲁昂自然历史博物馆馆长）宣称他已通过实验证明与空气隔绝的液体也能够自然生成微生物，1860 年 1 月，他还公开悬赏征集是否有人能对此做出新的解释。结果，巴斯德接招了，经过几个回合的拉锯战，巴斯德一剑将对手挑落马下，赢得了奖金。对于维护自然发生论且不乏辩才的科学家，巴斯德一剑封喉地指出："不应该相信借用科学语言的人就有科学智慧。"

原来巴斯德发现了普歇的不严谨之处，普歇所说的微生物并非自然发生的结果，而是来自于落入水中的尘埃颗粒。巴斯德设计了一个更严谨的实验，采用了一种后来被叫作"鹅颈瓶"的器具，保证敞口的同时，灰尘又不可能污染到被消毒后的瓶底（只能落于瓶颈）。为了彻底让对手无翻身可能，他曾同时使用 60 个鹅颈瓶，其中 20 个在山脚，20 个在高山，20 个在冰川，结果这不同的高度和环境虽有空气进入瓶子，却不会有生命出现。经此一役，自然发生论被巴斯德彻底送进坟墓。

在此基础上，巴斯德又开始思考微生物与各种动物疾病以及人类疾病的关系，并最终创立了对现代医学影响巨大的细菌学说。巴斯德是为数不多的可称巨人的科学家，一生获得巨大成就。1892 年 12 月 27 日巴斯德 70 华诞，世界各地 2500 名流参加了庆典，法兰西共和国总统玛利－弗朗索瓦－萨迪·卡诺（Marie-François-Sadi Carnot, 1837—1894）挽扶巴斯德步入巴黎大学礼堂。欣逢盛事的李斯特见到巴斯德后激动不已，热情地拥抱了他，并在会场上做了巴斯德理论对医学发展的指导作用和对人类造福的长篇演讲，现场掌声雷动经久不息。

从外科的历史上来说，我们可以说是李斯特成就了无菌术。但李斯特何以对巴斯德如此推崇？因为没有巴斯德的细菌学说，就不会启发李斯特思考外科感染，并最终找到解决办法，所以，我们也可以说是巴斯德成就了李斯特。其实巴斯德何止成就了李斯特，更是成就了现代医学最坚固的基石。

李斯特和那些认为外科感染是手术过程中不可避免的外科医生不同，他从自己的观察中发现，并非所有的伤口在愈合过程中都会化脓，问题是，是什么导致了伤口化脓呢？当时流行的说法是氧气进入伤口导致氧化反应。如果认可了这种说法，那么化脓真是无从预防。氧气无处不在，总不能在真空中做手术吧？接受这个理论的好处在于，外科医生就不必为伤口感染化脓负责了。但李斯特通过简单的临床观察，就几乎可以推翻这一说法。他观察到，对于肋骨骨折导致的气胸，大量的气体会进出伤口，如果说氧气是伤口化脓的原因，那么这样的伤口岂不是肯定会感染？但结果却恰恰相反，这样的情况下出现感染的反而不多，为什么？李斯特推断，感染一定另有元凶……

李斯特苦苦思索，寻找着任何可能有价值的线索，查阅了大量文献，当他读到了巴斯德的研究时，眼前忽然一亮，既然无菌的蛋白质不会发生腐败，只有在微生物的污染下才会变质，那么伤口的感染，是不是也是微生物污染的结果？李斯特将巴斯德的实验统统重复了一遍，更加坚信自己的结论了——如果我们可以让伤口避免接触细菌，那么我们就能预防外科感染！

李斯特在后来发表的文章中写道："巴斯德的调查研究显示，空气具有的致腐烂特性不取决于氧气或任何气体成分，而取决于悬浮在空气中的微生物，它们有能量维持活力。这让我想起，避免伤口腐烂可以不排除空气，而是通过在伤口上敷一些能破坏悬浮物生命的药物。"

李斯特当时所在的社区中，有人经常用石炭酸来消除下水道的恶臭。李斯特认为这可能是石炭酸杀灭了浊物中的细菌，使其不能再去分解有机物质，从而不再发臭。那么石炭酸是不是可以用来做外科消毒剂？李斯特蒙对了……在对骨折病人的观察中，他发现皮肤完好的骨折无论组织挫伤有多么严重都不会化脓，但如果是开放性的骨折，碎裂的骨茬穿破肌肉皮肤却总是会感染，有很多伤者需要截肢，而且截肢后的伤口还是要化脓，如前所述，很多伤者即使做了截肢也仍然保不住命。李斯特决定，先从骨折下手，以验证自己的推测。1865 年 8 月 12 日，一名 11 岁的伤者遭遇开放性的胫骨骨折，李斯特使用经过石炭酸浸泡过的亚麻布绷带将伤口包扎起来，然后再固定下肢保持制动，之后每隔一段时间就换一次药，直到伤口完全愈合为止。6 周后，治疗竟获成功，伤者不但避免死于外科感染，也保住了肢体。1867 年李斯特在《柳叶刀》发表题为《开放性骨折、脓肿等新疗法和化脓的观察》的论文，此时他已完成了 11 例病人的治疗，其中 9 例获得成功。这使得李斯特相信，防腐消毒可以预防伤口感染。

他在论文中阐述道："进行这一实验的最终目的是确立下述伟大的原理——所有重伤后的局部炎症性伤害和普通发热症状，都是腐肉或者血液分解的刺激和有毒物质引起的。因为通过防腐措施都能避免这些伤害，所以原本应该立即被截掉的四肢也能得以保全。"

诚如其所言，李斯特所依据的确实是伟大的原理，但无菌手术法并没有迅速为医界所接受。在当时，微生物学说尚未得到足够的重视，而且有些人认为，在化脓的伤口中发现的细菌并不是导致感染的原因，而是伤口化脓的结果，也有人认为李斯特发表的病例数太少，并不能说明问题。几乎每一种新的学说在刚出现时都要经历同样的命运，原因自然可以说出很多，比如传统的力量、新方法的繁冗，但其实归根结底还是人的因素——惰性，改变意味着短期内额外的付出，既然旧理论可以很好地解释外科感染的问题，又可以使外科医生免除应负的责任——氧气毕竟无处不在，这种感染的预防自然非人力能及。在随后的数年中，随着细菌学说在各个医疗领域引起争论，巴斯德与李斯特之名也广为人知。1874 年李斯特在写给巴斯德的信中感谢他的学说对自己思考外科感染的启迪之功，巴斯德也欣喜于自己的研究竟然可以用于解决外科的感染问题。

巴斯德的细菌学说所引起的争议是医学领域为数不多最为激烈的论战之一，他的对手们均非泛泛之辈，在科学界很有分量，我们因此可知那些巴斯德的论敌也必然不可能是李斯特防腐外科的支持者。巴斯德以一次次精妙设计的实验和一次次唇枪舌剑逐个击败了同时代的论敌，而李斯特关于外科感染的学说却是在血肉横飞的战场上得到了充分的验证。

在残酷的普法战争中，许多军医都试用了李斯特的外科消毒法，并取得了良好的效果，德国外科医生理查德·冯·沃尔克曼（Richard von Volkmann，1830—1889）是李斯特早期的支持者，他在战后报道了应用李斯特外科消毒法所取得的显著成果，随后大部分德国外科医生均开始接受这一新的学说了，纷纷来英国学习外科消毒法。巴斯德眼见经由自己启发而出现的外科消毒法使敌国首先受惠，强烈的爱国主义情感令其痛苦不已，巴斯德为此大声疾呼，却遭到医学界的嘲笑。法国医生无法接受一个来自化学界人士的指责，有人讥讽道："先生，请问您是在哪里获得的医学博士学位？"面对这样的挑衅，巴斯德只是努力工作，用实验去回应一个又一个反对者，他决心用自己的科学知识治愈德国人带给法国的创伤。

微生物学说渐渐站稳了脚跟，法国人也开始到英国学习李斯特的新方法。讽刺的是，在欧洲，反而是英国迟迟不肯接受李斯特的方法，他们不愿意相信那些肉眼看不见的微生物才是外科真正的大敌。为了防止感染，他们还得在刺鼻的消毒液的气味中进行手术，因此他们顽固地坚持着旧的观念，拒不接受李斯特的方法。对于李斯特而言，只要这些老顽固一天不接受他的观念，他就会因为未能说服自己昔日最敬重的前辈而深感遗憾……虽然李斯特在自己的国家并未受到外科界应有的支持和荣耀，但他却并不孤单，相比于外科医生，那些受过较完备科学思维训练的病理学家及做过科学研究的生理学家则很容易就接受了细菌致病理论，自然也很容易支持李斯特的消毒法。李斯特也相信，在自己的有生之年，该理论一定会被接受。有一次，在刚刚被一位固执的外科医生指责之后，李斯特以无比坚定的口吻向自己的学生们指出："如果我们专业人员无法理解外科消毒法的重要性，公众会逼他们了解，甚至法律也会要求他们非如此不可！"幸好，老人终究会死去，新一代的外科医生们逐渐开始接受消毒的观念。

最具科学思维的德国人率先接受了细菌致病理论和外科消毒法，在麻醉的辅助下，德国外科医生们发展出了严谨优雅、一丝不苟的德国风格，而英国老一代外科医生仍沉浸在传统的对速度的追求之中。倘若轻易接受了李斯特的理论，那么他们闪电侠般的手术速度就一文不值了，因为根本无须再担心氧气进入伤口导致的化脓的问题了。此时的手术室，仍然是那种剧场式的大手术室，老医生们多是将外科手术视为一种表演，多数并不具备真正的科学精神。以李斯特为代表的新生代给他们带来了巨大的冲击，他们不希望自己退出这个表演的舞台，于是愈加对新的理论做激烈的抵抗。但是，科学与历史都是无情的，他们的表演行将走向尽头。

青山遮不住，毕竟东流去。伦敦医界逐渐体会到了李斯特理论的优势，渐渐地，在欧洲大陆，李斯特的消毒法开始成为外科手术的常规步骤，细菌致病理论也成为广被接受的学说。除巴斯德在法国仍不断地提供证据证明细菌是许多传染病的病因之外，1876 年年轻的罗伯特·科赫（Robert Koch，1843—1910）更是通过实验直接证明了巴斯德的理论。他从患有某病的动物血液中培养出致病菌，并将致病菌注射入健康动物体内，然后在该动物身上再现了这种传染病。1878 年科赫发表《对伤口感染成因的调查》一文，至此，细菌学说已建立起牢不可破的理论基础。虽然巴斯德与科赫在医学史通常被并列提及为微生物学的创始人，但他们二人及其后代弟子一直斗争得很激烈，甚至直到 20 世纪初伍连德在中国狙击东北鼠疫那次事件，伍连德与日本学者北里柴三郎的斗法也仍可以算作巴斯德派与科赫派争斗的余波。事实上德国人很敬重巴斯德，但巴斯德却从未改变他对德国人的敌视，他在去世前还拒绝了普鲁士帝国颁发给他的功绩勋章。"科学无国界，但科学家却有自己的祖国"是巴斯德的名言，他与科赫在科学领域里的各种明争暗斗是医学史上为数不多势均力敌的暗战传奇。

当然，这一对绝代双骄的传奇已跟外科无菌术关系不大，毕竟外科手术是实践性极强的治疗手段，有了坚实的理论，并不等于所有的技术细节都将水到渠成一般完善成熟。李斯特选对了方向，但他的消毒法远非完美。正确的道路已由李斯特开辟，但还不是一条坦途，其后继者很快发现了对手术器械和外科敷料的高热消毒远较李斯特提倡的化学消毒法更为高效。煮沸高温消毒外科器械的方法一经提出，数年间就替代了化学消毒法，李斯特再次站对了方向，欣然承认物理灭菌法较化学消毒法更胜一筹。1880 年开始消毒手术器械和手术室用具，1882 年使用手术巾及手术衣，1888 年酒精消毒手及手臂的方法创立，1890 年外科医生开始戴无菌手套，1897 年口罩出现在手术室，至此，外科无菌术日臻完善。

手术刀下的女人

天下总是不太平，在新冠疫情突袭的 2020 年，反种族主义的抗争浪潮又起。据媒体报道，包括美国在内的许多国家的历史人物雕像都遭到破坏。我忽然想到，美国纽约市纽约医学院对面的中央公园内，也曾有一座特遭人恨的雕像。这座雕像不像国内媒体已经报道过的历史人物那么出名，但是对于我们医疗界，却有必要了解一下这一历史人物的历史贡献，也顺便了解一下他为什么会遭人恨。

他的身份实在是太过矛盾——既是无可争议的"现代妇科学之父"，解救万千产妇免于面对"不治之症"的噩梦；又是残忍而狭隘的种族主义者，让大量黑人女性在无麻醉状态下接受痛苦的手术。

众所周知，女性去妇科就医，时常会感到尴尬，有时甚至会觉得隐私被严重冒犯，尤其是当女病人面对男妇科医生，她最隐秘的器官将被一览无余，其内心深处的抗拒是可想而知的。

但在 19 世纪，当时并没有女性妇科医生，据说一个有教养的维多利亚妇女宁可谈论死亡也不和男医生讨论妇科疾病，由于可以理解的羞涩与尴尬，面对隐秘的痛苦，很多女性的选择只有忍。让这个问题变得雪上加霜的是，彼时的医学界拒绝女性的进入。

然而疾病无情，它并不会因为这个世界上缺少女性医生就不去侵害可怜的女性。对于女性来说，生育是一次充满危险的经历，但在没有避孕手段的年代，生育是已婚女性逃不掉的社会责任。当时的社会上流行着一种说法："生殖对妇女来说，就像繁衍后代对鲑鱼的意义，一旦任务完成，她们的使命也完毕了，即使死亡也是情理之中的事情。"这样的观点肯定会让现代人（尤其是女性）觉得非常愤怒，但却真实地反映了那个时代主流社会对女人生命的习惯性藐视。可想而知，在这样的社会环境里，又怎么会有人会想到照顾女性的隐私和尊严？如果这位女性恰好还是生活在尚未废除奴隶制的美国的黑人，她的处境又将有多惨，你还能想象出来吗？

曾经有一部热门电影《绿皮书》，向我们展示的是 20 世纪 60 年代美国黑人的糟糕处境。但只要对历史稍有了解的朋友都会知道，再往前 100 年，在美国奴隶制还没有废除的时代，黑人的处境只会更惨。我们这一代人小时候都看过一部仅有 8 集的美国电视剧《根》，反映的就是黑人昆塔·肯特家族几代人的血泪抗争史。不过，这些文艺作品似乎都忽略了黑人女性如果得了妇科病会是什么结果，也许对这些文艺作者来说，和失去人身自由和人格尊严的处境相比，妇科疾病不算什么屈辱的事情，但我接下来要讲的故事，可能会让你感到震惊。

在 19 世纪，女性由于产伤导致的膀胱阴道瘘还很多见，这种虽不致命的并发症是那个时代不少女性的噩梦。这一产科并发症通常由于产程受阻造成。当婴儿被挤入产道时，会挤压阴道和膀胱之间的软组织，膀胱因长时间受压而缺血坏死，形成瘘口直接与阴道相通。对于罹患该病的女性，尿液将源源不断地从阴道溢出，导致下身永远处于尿液的浸泡当中。

这实际上等于让女性失去了进行任何社会活动的可能，如果是黑人女奴，显然会因此丧失劳动能力，既不能在农场干活，也不能为主人收拾房间，有些人不堪这样的折磨，甚至会选择自杀。这个问题为什么会长久以来一直被医疗界忽视，原因在今天看来可能会让我们觉得惊讶。

当时的医生有一个约定俗成的规矩，就是不能直视女性最隐秘的部位，他们只能用手去摸。今天的医学生大概无法想象这样的情景：视触叩听是体格检查的基本功，他们居然连看都不看？所以不要以为妇科检查只有女病人觉得尴尬，历史上的医生也一度是非常抗拒的。至于在有些国家的古代，医生给女病人看病，还要挡上帘子，只伸出手腕来，就更不可能让医生对这个疾病有所认识了，这种情形的病人将会如何度过余生，也就可想而知。不难理解的是，在当时，欧洲或美国的医生不可能对膀胱阴道瘘这种疾病有治疗办法，他们可能连尿从哪个位置漏过去的都搞不清楚。

打破这一局面的人便是本文开头提到的雕像主人：詹姆斯·马里昂·西姆斯（James Marion Sims，1813—1883），他也因此被称作"现代妇科学之父"。

事实上，西姆斯之所以进入妇科治疗领域，其实有着极大的偶然性。他在自传中写道："我从不为女性治病，如果有人求治这方面的疾病，我会对她们说，我对这些情况一无所知，希望你另请高明。"在他 25 岁那年，有人请他去为一位女士看病。病人从马上坠落，下腹剧痛。按照当时的理论，这可能是子宫发生了错位，需要让病人以肘部和双膝支撑身体趴着，医生以手指撑开病人的阴道，让空气进入，以使子宫复位。西姆斯忽然意识到，这个体位可以给医生观察阴道前壁以良好的视野。

今天的医生大概是很难想象，此前居然没有任何医生以这个角度仔细观察过病人。但我们今天所习以为常的很多诊疗常规，其实都不是从天而降的，我们习惯了正确，习惯了想当然，却忘了历史短暂的人类文明原本只是从动物世界分化出来的。

因为这个灵光乍现的设想，西姆斯就很自然地想到之前几位农场主让他给几个黑人看病时发现的膀胱阴道瘘，如果用这个体位进行手术，不是很容易就能把瘘口给缝合上吗？

但这个手术并非像他想象的那么容易。

第一位接受手术的女奴叫露茜（Lucy），在助手的帮助下，手术持续进行了一个多小时。我想露茜一定感觉到了巨大的屈辱，因为在场的医生当时有 12 位。比屈辱更难以承受的，是剧痛。在一个多小时的手术过程中，西姆斯并未使用任何麻醉措施。

露茜几乎是要痛得昏死过去，这场手术对于露茜来说可谓九死一生，术后她用了近两个月的时间才得以恢复体力。但遗憾的是，虽然付出了这样大的代价，那个花费了 1 个小时才修补好的瘘口又裂开了……手术失败。就这样，西姆斯用了 4 年（1845—1849）的时间，在十多位黑人女性身上，重复了多次失败。

由于他失败的次数实在太多，以至于到后期他甚至找不到愿意给他当助手的医生。不得已，他只能训练其他病人帮忙。也就是说，有些黑人女性，既是病人也是西姆斯的新手术试验对象，更是西姆斯的助手，真是诡异的组合。其中有一位叫安娜珂（Anarcha）的黑人，甚至经历了整整30次手术。未麻醉状态下，30次手术，大家想象一下该有多疼？

西姆斯也为此付出了巨大的代价，由于长期的殚精竭虑、呕心沥血，他的身体状况变得极差，为了方便手术显露与操作，他发明了一种新的手术卧位，被称为西姆斯卧位，还一口气发明了70多种妇科器械，差不多是在搏命了。

最后，他终于摸索出了成功的修补方法，安娜珂的第30次手术终于成功了，很多和她一起被送来治疗的黑人女奴也被治愈了。随后，很多受此病折磨的白人女性也因此受益，这其中甚至还包括法国的尤金倪亚皇后。

时至今日，随着妇产科手术技术的进步，这种产科的并发症已经很少见了。可在100多年前，就连皇室的女性都难以幸免，很多看过华服古装影视剧居然想穿越的姑娘，怕不怕膀胱阴道瘘？

你一定很好奇这个问题：西姆斯做出了这么重大的贡献，为什么会招人恨呢？

那些接受试验的黑人女奴被迫在剧痛中经历手术，而他在为白人女性进行同类手术时，却使用麻醉为她们避免痛苦。早在1848年10月16日，美国开展了第一次公开的乙醚麻醉下颈部肿瘤手术。1847年夏天，远在中国的广东博济医院也实施了乙醚麻醉下的手术。要说西姆斯直到1849年的时候还不掌握麻醉技术是说不通的，哪有那么巧的事情，他刚刚在黑人女奴身上用无麻醉手术的外科试验学会了膀胱阴道瘘的手术，给白人妇女做手术的时候，就恰好学会了使用乙醚？

当然麻醉技术在女性分娩镇痛方面的应用确实曾遭到过阻力，神学家及各种道德学家也包括很多医生都真诚地认为这种疼痛是上帝给予的，是女性生命中神圣的一部分。最离谱的是，早期曾有人因试图减轻妇女在分娩时的疼痛而被宗教势力指责为亵渎神灵、罪孽深重，最终竟被处死。

当时的产科医生自然不可能跳出时代的局限，必然要受到宗教因素的影响，他们警告产妇们说，分娩的疼痛是由宫缩引起的，没有疼痛就没有宫缩，没有宫缩就没有正常的分娩，分娩时的疼痛可以使女性更温柔、更具有母性。

幸运的是，并非所有19世纪的医生都跳不出传统的窠臼，詹姆士·扬·辛普森（James Young Simpson，1811—1879）是爱丁堡产科学教授，也是麻醉学先驱之一，他为同行们的死脑筋感到悲哀，有什么理由认为麻醉可以应用于外科手术镇痛却不可以应用于分娩镇痛呢？

对于神学界，辛普森的回击更是叫绝，他援引《圣经》中的记载说，上帝从不会反对麻醉技术的应用，正是上帝在给亚当取肋骨造女人时先让他沉睡从而建立了麻醉的原理。1847年，辛普森成功地将氯仿应用于分娩镇痛，这是人类历史上破天荒的第一例。1853年维多利亚女王生奥波德王子和1857年生比阿特丽斯公主时，约翰·斯诺（John Snow，1813—1858）给她使用了氯仿以减轻疼痛，宗教势力胆量再大也不至于敢在女王头上动土吧。

也就是说，西姆斯之所以没有给黑人使用麻醉，并非因为当时不具备麻醉条件，纯粹是出于他狭隘的种族主义思想。在这个问题上，实在无法为西姆斯辩护。他在为黑人做手术时没有使用麻醉，理由居然是他觉得"黑人这个物种对疼痛根本不敏感，不必要麻醉"。但与之矛盾的是，在他的自传中，他又特别详细地记录了那些黑人在接受手术时的痛苦和挣扎，不知道那些情景有没有让他做过噩梦。

后人对西姆斯的批评主要集中在三点：以黑人为试验对象，没有取得真正的知情同意（他只取得了奴隶主的同意），试验过程中没有使用麻醉。当时的白人妇女也有许多人有同样的病，没必要仅以黑人为试验对象。

因此，在纽约医学院对面的中央公园，自打西姆斯的雕像被安放之日起，除了偶尔供纽约医学院的学生们凭吊往昔之外，多数时候就成了美国黑人女性竖起中指表达抗议的绝佳场所。不过，我们今天倒不必考虑他的雕像在这一波反种族主义的抗争浪潮中，会遭到何种命运结局。因为早在2018 年 4 月，美国纽约市长经一致投票通过后，顺应民意地在显眼的中央公园拆除了这座雕像，将其转移到了布鲁克林绿荫公墓。

　　但即使最激烈的批评者，对世人称其为"现代妇科之父"也没有异议。只不过我们应该明白，世界是复杂的。推动历史进步造福后代的大人物，不见得都是道德完美的圣人或君子，有些甚至有可能是有严重道义缺陷的人。

女人想当医生在历史上有多难

　　2020年新冠疫情期间，中国各医院共派出200多支医疗队伍，数万人支援武汉，其中90%以上是女性医务人员。在今天，我们在医院里能见到女性医务人员好像是理所应当的事，但医疗行业在近千百年来的历史当中，其实一直都排斥女性的进入，那么第一批吃螃蟹的女人，她们经历过什么？

　　我们不难想象，远古时期在人类学会照顾生病的同伴之后，女性在其中一定是起了主要的作用，但在医疗行业逐渐职业化之后，这个能赚钱的行业就彻底将女人排斥于外了。

　　在近现代正规医学教育建立以前，只有零星的女性从医的记录，更久远一些的，甚至只能存在于传说里，在正史中查无实据，也许她们也曾留下过不成体系的医学著作，而今也不知都散轶在何处，早已杳无线索了。

　　我们仅选一例代表性的人物，以管中窥豹，让我们对古代女性医学从业者的艰难处境有一个大致的想象。

　　相传阿格诺迪斯（Agnodice，约公元前4世纪）是古希腊一位女医师，为了获得雅典的执业资格，她剪去秀发女扮男装，在帮助女性分娩时，曾有女人因以为她是男人而拒绝，这时她就会掀起自己的衣服证明自己也是女人，病人就乖乖配合治疗了。想象一下，在男性治疗者一统天下的时候，有这样一位事实上性别为女的治疗者，女病人怎能不欢迎？于是阿格诺迪斯的名字就在雅典地区的女病人当中秘密流传，很多女人在生病以后，点名要找阿格诺迪斯来治疗，病人对她的推崇，引起了当时男医生们的嫉妒，于是联合了病人的丈夫们将其送上法庭，指控她诱奸雅典妇女，要判处她死刑，在这生死攸关的关键时刻，她当庭掀起裙子，露出了阴部以自证清白。

　　阿格诺迪斯可能只是个神话传说中的人物，但类似的事情，在近代也真的发生过，1865 年，对英国军队外科医生詹姆斯·巴里（James Barry）的尸检表明，他其实是个女人，毕业于爱丁堡大学。

公元 1000 年到 1100 年，意大利西南部的萨莱诺，有一所著名的医学院，它前所未有地开创了录取女性并发放证书的先河，这在普遍禁止女性接受高等教育的时代，是多么令人称奇的创举！但未免遗憾却毫不意外的是，萨莱诺这所医学院包容女性的医学教育传统并未流传下来，很快，禁止女性学医的习俗就席卷了整个欧洲。

在这之后的几百年间，虽然偶有因为家庭关系成为漏网之鱼的女性侥幸走上从医之路，但对整个女性的生存状况乃至医学的进步都影响有限。

19 世纪是西方传统医学逐渐蜕变为现代医学的重要时期，微生物学说开始成为最重要的致病学说，细胞在显微镜下初现端倪，整个世界风起云涌，各种思潮也激荡碰撞，但女性的权益照比几百年前并没有什么显著的进步，而且由于医学科学的进步，很多学者还要假科学的语言从女性生理层面进行假说构陷贬损似的解读。

比如当时哈佛大学的爱德华·H. 克拉克教授（Edward H. Clarke, 1820—1877）就支持这样一些假说，他认为女性是虚弱和易生病的，因为女性的月经周期天然就是病态的，女性的中枢系统受子宫和卵巢控制，青春期的脑力劳动，将影响女性生殖系统的发育。人体是一个战场，在这个战场上所有的器官都共享有限的能量资源，大脑和女性生殖系统的斗争非常危险，从大学毕业的女性，如果经受了所有严苛的考验，就注定要遭受不育、残废、贫血、癔病和其他困扰……他居然还举例说，有一位平胸的 D 小姐在 14 岁进入瓦萨学院学习，毕业后就患上了痛经、癔症、神经过敏、头痛和便秘。还有另一个不幸的女孩在毕业后不久就去世了，尸检发现她有一个耗尽的大脑。当然这个例子事后被证明纯属子虚乌有。

对于这些奇怪的观点，今天的人们可能不免要嗤之以鼻，可在当时，这确实是颇为流行的说法，克拉克对整个女性的偏见是如此之严重，他后来成为禁止女性进入哈佛大学这场斗争的领导者就毫不奇怪了。

即使是在如此不利于女性成长的世界里，也总有人不那么安分，她们不想循规蹈矩地按社会约定俗成设计的人生成长，即使从来都如此，即使别人都如此。

一般认为伊丽莎白·布莱克威尔（Elizabeth Blackwell，1821—1910）是近代以来第一个取得正规医学学位和行医执照的女性，她出生于英格兰的布里斯托尔，1830 年移居至美国。虽然她的家庭因生意的缘故需要大量的奴隶，但年轻的布莱克威尔却致力于社会改革，提倡废除奴隶制，为穷人、为女性等弱势群体提供教育。她最初从事教育工作，按照她自传中的说法，她之所以后来选择医学，是因为她的一个朋友患了妇科癌症。这位朋友认为自己会生这种病是由男性医生治疗而导致的（这个因果关系肯定不成立，但毫无疑问的是，这位朋友对男医生给自己治疗隐秘的疾病相当抵触），如果是由女医生来治疗，结果可能会不一样。这位朋友在弥留之际，建议布莱克威尔成为一名医生。

于是布莱克威尔开始自学一些医学课程，她认为，女性从医也是一场必要的道德改革运动，凭什么不允许女性学医呢？

但现实却给她泼了一瓢冷水。

1847 年，布莱克威尔开始申请医学院的入学资格，她写信给哈佛、耶鲁以及其他不太知名的大学，但均遭到了拒绝，理由就是医学院不招女生。有一位大学的管理人员甚至告诉她，如果她想成为一名医生，她就必须去巴黎，还得女扮男装，这简直不像是一个 19 世纪的玩笑。

在先后被多达 29 个医学院拒绝之后，不屈不挠的布莱克威尔又向纽约州的日内瓦医学院递交了申请，据说，院方开始也犹豫不决，但不知出于何种原因，他们并没有直接拒绝这一 申请，而是将此事交由学生投票决定，这些年轻的学子们第一次听说居然有女人想学医，这不就是个笑话吗？学校是不是在跟我们搞恶作剧？那好吧，我赞成！

最后，学生们竟然全体一致投了赞成票。

最初，布莱克威尔遭遇了许多困难，有些教授拒绝为其授课，男同学们也歧视她，镇上女人视她为离经叛道的怪物。

1849 年 1 月，布莱克威尔顺利毕业，获得博士学位。为了获得外科和产科的工作经验，她又回到欧洲，但在巴黎一家产科医院学习时，她的一只眼睛不幸感染，而后这只眼睛丧失了视力，从此她放弃了专攻外科的想法。

不过以当时的历史环境，就算布莱克威尔的眼睛没有出现问题，她能成为外科医生的机会也非常渺茫，因为外科界对女性的排斥更严重，即使如李斯特那样的杰出人物，也对女性学医怀有深深的偏见，他曾说："让年轻女性在男病房里学习是不合时宜的，如果爱丁堡的皇家医院同意女性学医的话，医院管理者们也要为此承担严重的后果。"

不知道他在说这一番话的时候，有没有想过男医生在女病房里工作合不合时宜。倘若外科界能早一点接纳女性的进入，也许我们先前讲过的膀胱阴道瘘手术的故事就是另一番样子了，也许女病人承受病痛折磨的历史会稍微缩短一些也未可知呢。

布莱克威尔在英国时遇到了南丁格尔（有关南丁格尔的故事大家想必已经耳熟能详了，此文不再对其事迹进行赘述），在与其交流中，她意识到了卫生和医院管理的重要性，1859 年，布莱克威尔成为英国医生登记册上的第一位女性，她还在英国建立了伦敦医学学校，这是英国第一所女性医学学校。

有些人来到人世一遭只是浑浑噩噩匆匆而过，但布莱克威尔是黑暗世界里照亮女性的一道光，受其直接影响，妹妹艾米丽·布莱克威尔（Emily Blackwell，1826—1910）也走上了医学道路，于 1854 年毕业于克利夫兰医学院，姐妹两个和另一位女性共同创建了专为穷人提供医疗服务的纽约妇幼保健院。

除了自己的妹妹外，另一位受其影响而从医的女性是伊丽莎白·加勒特·安德森（Elizabeth Garrett Anderson，1836—1917）。

1859 年，女性医学史的绝代双娇在伦敦相遇，当时伊丽莎白·布莱克威尔正在进行一场激励女性学医的演讲，安德森原与艾米丽·布莱克威尔是旧相识，这次看到了伊丽莎白，更是一见如故，伊丽莎白鼓励她相信自己的选择。

安德森从一名护士做起，逐渐修完了全部的医学课程，但当她想成为一名正式的医学生时，还是屡屡碰壁，她的申请先后被牛津大学、剑桥大学和伦敦大学拒绝了，这些大学的章程里明确规定了教育要提供给所有阶级及教派的人，无论有什么差别……可他们拒绝安德森的理由居然是"女性不属于任何阶级和教派"，好一个蛮不讲理的"白马非马"。

安德森没有气馁，为了达到成为注册医生的目的，她选择了先取得药剂师学会的开业证书。药剂师学会虽然没有公开提倡欢迎女性加入，但它的章程里是允许"所有人"参加测试，药剂师学会的开业证书虽然没有医学学位那么有威望，但该证书的持有者也可被视为正式的医生。就这样通过迂回辗转，安德森于1866年成功地注册进英国医生登记册。这似乎是一个没能防止女性进入医生体系的漏洞，经过安德森的事件之后，药剂师协会随后修改了章程，只允许有医学学位的人参加资格考试，但当时的英国女性不可能进入医学院校学习，因此，在这之后的12年里，英国再也没有女性注册成为医生。

安德森在伦敦为妇女开设了圣玛丽诊疗所（在其死后，这家医院更名为安德森医院），她还和其他同道联合创立了伦敦女子医学院，并于1873年成为英国医学会第一位女会员。

她积极为女性奔走争取选举权和接受高等教育的机会，1908年成为奥尔德堡市长，这是英国历史上首位女市长。

安德森的丈夫也是一位医生，他们共同生育了3个孩子，其中一个女儿也成为一名医生，第一次世界大战期间其是女子医院军团的组织者和一家军队医院的外科主任。

1876年英国议会终于通过了允许女性进入医疗行业的法案，其他国家随即跟进。1900年，日本医生兼女权活动家吉冈弥生创立了东京女子医科大学；1902 年美籍女医生玛丽·富马利（Mary Fulton）在中国广州开设了夏葛女医学堂（The Hackett Medical College）……至此，女性从医之路终于被打开了。

遗憾的是，没过多久这扇门就又关上了。在 20 世纪的前半时期，招收女生的学校数量很少，以至于女孩子们很难相信女性曾经构成医学生的一部分。

1869 年时，布莱克威尔曾对女性医学的未来非常乐观，她认为女性在医学领域获得自由和平等的机会已经取得，女性加入医学教育的战斗最终一定会取得胜利。然而直到 100 年后，国会有充足证据证明：美国医学院对女性充满歧视。一些学校的行政官员认为女性拥有 5% 的名额就够了。1905 年到 1955 年，医学院里有 4%~5% 的医学生是女性，1969 年，9% 的医学生是女性……1970 年，美国妇女公平运动联盟领导社会阶级运动反对所有的医学院校，声称要挑战入学歧视限额系统。

我上大学那年是 1998 年，当时我们年级的男女生比例是 7∶9，女同学已占了半数以上，但当时同学们可能都没有想过女性可以从医的权利是经过了 100 多年的斗争才争取来的。而今，我们都清楚，虽然现在相比 100 多年前，女性从医之路要相对平坦得多，但歧视仍然无处不在。比如 2018 年，东京医科大学曝出了"通过对男性考生加分变相达到女性考生减分的目的，从而将女性考生的入学合格率控制在 30% 水平上下"的丑闻。这一丑闻激起民愤，公众纷纷就女性在社会贡献方面的价值展开讨论。东京医科大学的做法不但没能支持女性追求自己的事业，反而强化了一个固有观念，即对女性的投资是一种浪费，她们只要把相夫教子的职责做好就好了。

众所周知，日本社会长久以来一直存在性别歧视现象。但通过操纵分数这么卑劣的手段来边缘化女性的做法竟发生在东京医科大学这样一所名校，还是非常令人震惊。据日媒报道，在日本，类似这样的暗箱操作还不仅仅是东京医科大学一家。《读卖新闻》8 月 12 日发布的一项调查称，对日本 81 所有医学部的大学的男女录取率进行比较后发现，至少有七成以上的医学部存在这一问题。

还记得当年那位哈佛大学的克拉克教授认为女人天生有病的偏见吗？著名女医生兼作家玛丽·普特南·雅各比（Mary Putnam Jacobi, 1842—1906)的反驳可谓一针见血："对她们来说，真正有效的治疗，是接受更多的教育。"

医史学家西格里斯特在《疾病的文化史》写道："在人类历史的长河中，文明是一个非常年轻的现象，向原始野性倒退的事情注定要发生。越是研究历史我对人类的未来就越充满信心，从竞争型社会迈向合作型社会，这个社会将按照科学的原则施行民主统治，迈向一个人人都有平等责任和平等权利的社会，我们不断奋斗的同时，其实就是在为新的更好的文明奠定基础。"

所以，我们不能让歧视女性的历史逆流在医学界泛滥成灾。

剖宫产

与李斯特同时代的伦敦外科医生约翰·埃里克·埃里克森（John Eric Erichsen，1818—1896）是脊髓震荡研究方面公认的权威，在当时的外科界享有盛誉，曾于1879年到1881间任英国皇家医学及外科学会会长。1874年，他断言："总有不能为柳叶刀所征服的疆域，至少在外科医生的刀下，人体必有一些神圣的区域无法企及，毫无疑问的是，我们已几乎触及了最后的边界，一位明智的、人道的外科医生决不应该去打开腹腔、胸腔和颅腔做手术。"外科医生谨守治疗边界，这对于当时的历史环境来说，当然是明智的，但随后外科的长足进步证明埃里克森的预判失误了，腹腔、颅腔、胸腔乃至心脏，先后被柳叶刀切入。就在同一年，李斯特写信给巴斯德感谢他的微生物学说对自己思考外科感染的启迪，无菌术的出现将改变外科的进程，搬去阻挡外科发展的最后一个巨大障碍——感染，扫清障碍后的外科学破土、萌出，所谓权威、所谓信条，都将被掀翻，都将被征服，但这一切的一切会瓜熟蒂落、水到渠成还是仍有万般险阻、山重水复？

外科史不是一部人为构思的小说，因此其相关事件的出现不可能那么丝丝入扣完全符合科学发展的规律和逻辑，以开腹手术的实现为例，若按照埃里克森的提法，我们很容易会以为，这类手术最早也应该出现在1874前后，但实际上一些相关的零星的打开腹部的手术记载，却要早得多。为什么在各方面条件均未成熟的时候，也会有开腹手术的零星出现呢？外科医生不怕手术失败致人死亡惹上大麻烦吗？

这种情况下手术的实施，原因应该只有一个，就是如不做手术，病人必死无疑，做手术或有一线生机。那么如果你是病人，遇到了这种情况，你是选择坐以待毙还是忍受着巨大的疼痛冒险与死神做最后一搏？当那些求生欲望极其强烈又极能忍痛的人，又恰好遇到有足够胆识技艺精湛的外科医生，这样的手术就有可能发生。

我们在前面提到，医神阿斯克勒庇俄斯就是剖腹而生的。不过，即使是在神话中，他也是在其母亲死后才被剖出来的。这样的传说并非孤例，成书于公元999年的波斯民族的史诗《列王纪》，也有关于剖官产的内容："一把蓝色柳叶刀，找一位乖巧的人，使妇人酒醉，以减轻疼痛，然后实施手术，挖出胎儿，缝合伤口……"中国的《史记·楚世家》第十卷记录有公元前2400年左右的事："吴回生陆终，陆终生子六人，坼剖而产焉。"虽然都是传说，但我国的传说还是比较生猛一些，六子皆为剖腹所生，倘若这六子不是分别由六个母亲生的就更神奇了——这当然绝无可能——能把孩子活着弄出来就不错了。波斯的那个史诗，也只能视其为美好的理想。

我们可以想见，早期的剖官取胎术即使零星地出现过也只能施术于孕妇尸体。公元前715—前672年的欧洲古罗马努玛·庞皮里乌斯（Numa Pompilius）王朝曾颁布剖官产律（Lex Caesarea 或 Caesarean Law）。要求把一切怀孕足月、即将分娩而又病危濒死孕妇的子官切开，取出她们的胎儿，即使怀孕的妇女及胎儿都已死亡，母亲和胎儿亦应分开埋葬。倘有这样的法律基础，即使在外科手段不成熟的年代，出现这种切开孕妇尸体腹部救出孩儿的案例也就在情理之中了，不过孕产妇死后胎儿在子官内仅能存活5~20分钟，因此即使将胎儿取出，胎儿也是九死一生很难存活。

传说在公元前100年，尤利乌斯·凯撒（Julius Caesar，公元前100—前44）大帝即是剖官产而生。但此事不足信，因为他的母亲一直活到他入侵英国呢，当时的医疗技术还不可能完成母子均存活的剖官产，可能因为 Caesar 一词与拉丁文 caedare 谐音，后者含"切开"之意，后来以讹传讹，大概就造成了这个误会。

相比于无奈之下的剖尸救婴，给活着的产妇做剖官产就比较匪夷所思了。较早的相对可靠的记录出现在16世纪以后，据说是擅长阉猪的屠夫给自己的妻子做了这种手术，而且神奇的是，妻子居然也没有死。如果我们知道19世纪前半叶有确切记录的剖官产术死亡率高达75%，就更会对一些证据不太充分的中世纪的传说抱有警惕。剖宫产手术的大量实施以及该技术的相对成熟，还是 19 世纪后期的事。

估计大家很难想象，早期的剖宫产手术，待取出胎儿之后竟不知如何缝合子宫切口，而是任其自然收缩止血。所以几乎所有的产妇，均在术后的一周内相继因出血或感染而身亡。直到 1764 年一位美国的医生为自己的妻子做剖宫产手术时，术后试用棉线把子宫及腹部的切口缝合起来，母子双双得救。

1892 年 9 月在广东博济医院行医的约翰·迈尔斯·斯旺（John Myers Swan）医生报道了在大清国的第一例剖宫产，此文发表在《中国博医会报》的 1892 年第 6 卷第 3 期上："第三胎经产妇，骨盆出口处生一实性软骨瘤，阻塞骨盆出口。足月临产后，在氯仿麻醉下，在脐耻连间行腹壁及子宫切口，顺利取出活婴儿，丝线缝合子宫切口，术后有发烧，盆腔脓肿，术后五周坚持出院，未能随诊，产妇可能死亡。"几乎在同一时段内（1892 年 8 月 27 日），从属于《申报》的我国最早的时事新闻性画报《点石斋画报》也报道了一例剖宫产："西医治病颇著神术，近数年来，华人见其应手奏效，亦多信之。粤垣筑横沙某蛋妇，身怀六甲。至临盆时，腹震动而胎不能下。阅一昼夜，稳婆无能为计，气息奄奄，濒于危矣。或告其夫曰：是宜求西医治之。其夫遂驾舟载妇至博济医院，适女医富氏因事他出。男医关君见其危在旦夕，恻然动念，为之诊视，谓儿已抵产门只因交骨不开，故碍而不下，若剖腹出之，幸则尤可望生，不幸而死，亦自安于命而已。其夫遂侥幸万一计，听其剖视。医士乃施以蒙药，举刀剖腹，穿其肠，出其儿，则女也，呱呱而啼，居然生也。随缝其肠，理而纳之腹中，复缝其腹，敷以药，怃之安卧。数日寻愈，妇乃将儿哺乳以归。如关君者，真神乎其技矣。"

剖宫产手术的出现，可视为腹部外科的先声，从最初的避免不必要的新生命的折损到后来对妇女的拯救引领了外科的发展。巧合的是，除剖宫产外，人类历史上第一次成功的择期剖腹手术，也是拯救女人。1809 年

12月美国外科医生伊弗雷姆·麦克道尔（Ephraim McDowell，1771—1830）成功地完成了一次巨大的卵巢肿瘤（重达6.8千克）切除术，这位勇敢的病人 [简·托德·克劳福德（Jane Todd Crawford）] 在术后又继续存活了31年。当时，麻醉技术还连影子都没有呢。我们很难想象，一个人在无麻醉状态下被切开腹部需要忍受怎样可怕的疼痛，对于医生来说，这样一个前所未有的开创性的手术，又得冒多大的风险？据说，当时外面聚满了正义暴怒的人群，如果手术失败，就直接把麦克道尔吊死在大树上。以当时美国农民的剽悍，弄死一个胆大冒失的外科医生，实在是太有可能了。7年后，这个案例得以发表，但医学界却普遍质疑这次手术的真实性，就连菲尼克这样在美国外科界举足轻重的大人物也没太注意麦克道尔的工作。但回溯这段历史，为什么我们可以肯定地说公元999年的波斯民族史诗中提到的剖官产必然是假的，而麦克道尔的工作就相对可信呢？因为到了1809年，麦克道尔这一代外科医生已经掌握了可靠的解剖学知识和一般的外科技术，诸如体表肿瘤的切除、截肢、简单的创口处理已不在话下。只是麻醉技术尚未诞生，感染的风险利剑高悬，但疼痛可以靠忍，感染也不是必然发生，再加上外科医生的勇气、技术和运气，这样的手术至少在逻辑上，是有一定成功概率的。在其整个外科生涯中类似的手术他一共完成了13例，其中8例治愈，对比当时剖官产术高达75%死亡率，这一业绩还不算太夸张。

和当时剖官产这样的高死亡率相比，正常阴道产是不是就安全了呢？其实也强不到哪里去。因为产后感染的威胁始终挥之不去，在产褥热流行严重的时期，甚至会发生医院里一年当中就没有一个产妇活着出院。我们经常说产妇分娩就是一脚踏进鬼门关，这在今天产科技术已经相对成熟的情况下，产妇死亡已不是多发情况，但在19世纪，可就不是一脚在鬼门关，而是大半个身体都在阴间了，真可谓九死一生。当时人们还不知道这种疾病是细菌感染所致，对产妇的死亡也毫无办法。医生们对这样的死亡已司空见惯，产妇们也只能祈祷不要噩运临头。但有一位年轻的医生却受不了绝望产妇们的哀号，他决心要找到产褥热的真正病因，拯救这些母亲。又一次，一个医生为了拯救女人，为外科乃至整个医学界的起飞，带来了可贵的一线曙光。

产褥热

1846 年，28 岁的伊格纳茨·菲利普·塞麦尔维斯（Ignaz Philipp Semmelweis, 1818—1865）成为维也纳总医院第一产科门诊的主任助理。这里是当时世界上最大的产科门诊，但产妇的死亡率却高得惊人，达 13%~30%。同时代欧洲其他医院的情形也好不到哪里去，比如法国巴黎主公医院（Hotel—Dieu）在数年中有近半数的女人在产后死亡，更糟糕的是德国耶拿大学（FriedrichSchiller University Jena）医院，曾有过 4 年间竟无一个产妇活着走出医院的惨状。

产妇的死因是产褥热，但当时人们还不知道这种疾病是细菌感染所致，对产妇的死亡也毫无办法。医生们对这样的死亡已司空见惯，产妇们也只能祈祷不要噩运临头，但年轻的塞麦尔维斯却受不了绝望产妇们的哀号，他决心要找到产褥热的真正病因。他在调查研究中发现，同是这家医院，第二产科门诊的死亡率就低得多，只有 2%，这是为什么？

成立于 1794 年的维也纳总医院直到 1822 年才允许学生们亲自解剖尸体，也就是从那一年起，医院里产妇的死亡率突然开始上升。1840 年，医院又让学医的男生与学习助产的女生（学助产的女生们不参与解剖）分别在第一产科门诊和第二产科门诊工作，从那时起，两个门诊的死亡率开始不同。另外，他还观察到医院里肆虐的产褥热并未波及医院之外产妇，那些在家中分娩的甚至把孩子生在大街上的妇女反而很少有人死于产褥热。

这些观察让塞麦尔维斯意识到，时下流行的关于产褥热成因的解释是靠不住的，什么瘴气，什么彗星，怎么可能有选择性的偏偏让某些产妇遭殃了呢？

1847 年 3 月，正当塞麦尔维斯沉湎于产褥热成因的思考，尚未得出明确结论时，他的一位好友在解剖尸体时不慎割伤了手指，结果感染而死。

好友的不幸离世，让塞麦尔维斯非常难过，但这一打击反而给正在黑暗中思考的塞麦尔维斯带来了电光火石般的启发，他忽然意识到，产褥热的原因极可能同好友的死因是相同的，因为这两者的病理变化极其相似，假如好友的死因是被尸体中的某种物质污染了，那么产褥热的原因也可能是这个！

塞麦尔维斯觉得自己发现了什么。他认为，杀死产妇的罪魁就是医学院老师和学生的双手——他们在解剖课上触摸完尸体的脓疮后，便又直接去检查孕妇的产道，来自尸体的致病物质就通过医生的手进入了产妇体内。

这在逻辑上就完美地解释了为何两个产科门诊的死亡率差别那么大，以及医院之外的产妇死于产褥热的不多。但科学的理论不能仅靠逻辑推理，大胆假设之后，更需要确切的实证，可如何证明这一推测是正确的呢？

因为当时还没有微生物的概念，塞麦尔维斯也不知道那些"致病物质"究竟是什么，但他凭直觉设计了彻底的洗手步骤并进行了试验——他要求医生必须用肥皂、清水和指甲刷清洁双手，之后再用氯水浸泡，直到双手变得再也闻不到尸体的味道。医生在接触每一个病人之前都要按这个过程清洗一遍。采用这个方法之后，第一门诊产妇的死亡率在一个月内就明显降低到了1%。这就说明，在洗手措施推行之前，一个医生做的尸体解剖越多，他导致产妇死亡的可能性就越大。这真是一个天大的讽刺，医生解剖尸体的目的，原本是为了了解病因从而更好地理解疾病，更有效地治病救人，如此一来，岂不是那些从不做尸体解剖的庸医害死的产妇最少了？

塞麦尔维斯也恰恰是那种非常用功的医生，他曾在给一位同事的信中写道："只有上帝才知道我究竟杀死了多少年轻的女性，因为我所做的尸检数量远远超过其他产科医生。"为了减轻自己的罪孽，他便急于推广自己的洗手理论，希望减少产妇的无辜死亡。他给当时一些重要的医生们写信，希望他们采纳严格洗手的建议。按理说，预防产褥热的洗手理论逻辑严谨证据充分，医生们应该很容易就被说服啊。但实际情况却正好相反，该理论在传播的过程中受到了几乎全部医生的抵制，医疗界的大部分医生非但对洗手理论拒不承认，反而对塞麦尔维斯奋起围攻——毕竟，如果接受了洗手理论，就等于承认了自己曾亲手害死过许多产妇，相比之下，还是把产褥热的病因归结为瘴气和彗星更让医生们心里觉得舒坦。

德国的产科学教授古斯塔夫·阿道夫·迈克尔斯（Gustav Adolph Michaelis）算是为数不多的例外，当他了解到塞麦尔维斯的主张之后，忽然意识到此前死于产褥热的女人其实相当于是被自己害死的，尤其是他的侄女也是死于产褥热，这样的负疚感令其不堪重负，最终以卧轨自杀的悲剧收场。

几乎是孤军奋战的塞麦尔维斯只在非常有限的时间和区域内推广过救人性命的洗手措施，他在人生几度沉浮，饱尝挫折与愤恨之后，于1865年8月13日在一家疯人院里与世长辞。匪夷所思的是，包括其尸检报告在内的一些证据表明，他在死前曾遭受过残忍的殴打。直到死神降临，他也没有看到自己的理论被医疗界广泛接受。他在自己的著作中写道："即使我无法活着看到征服产褥热的那一天，我也坚信那一幸运时刻即将到来，为此我死而无憾。"

一个在证据与逻辑方面几乎无懈可击的理论，只因为当时医生愚昧自大就不被接受，任凭万千产妇继续枉死，这怎能让塞麦尔维斯死后瞑目？他曾经在一封写给反对者的信中激烈地说道："你的教学建立在那些因为你的漠视而死去的产妇的尸体之上，我明明白白地记下了你在产褥热上犯下的致命错误，如果你仍然继续这样教育你的学生的话，我将在上帝面前指责你这个凶手。"

塞麦尔维斯的悲剧在于，他在一个错误的时代提出了正确的理论，他的力量尚不足以改写历史。改写历史的荣耀属于另外两个人。在他死后不久，近代医学界两颗最耀眼的明星巴斯德与科赫建立了微生物学，改写了医学史的进程。英国外科医生李斯特基于这一理论，创立外科无菌术，使外科感染的发生率大大降低。

直到这时，医学界众人才如梦方醒，原来塞麦尔维斯的坚持是正确的。

　　1883 年李斯特夫妇被邀请到布达佩斯访问，此时距离塞麦尔维斯辞世已经过去 18 年，此行之前李斯特对塞麦尔维斯的工作一无所知，离开时，他写了一封虚具姓名的信，表达了对这位布达佩斯同道先见之明的崇高敬意和叹服。

　　而今，术前外科医生或接产前的助产士仔细洗手已成为医疗常规，可又有谁会想到仅仅是洗手这样一个看似无比寻常的动作背后，却有如此不寻常的由来呢？ 1906 年，匈牙利政府在布达佩斯的一个广场上为这位悲剧的先知建立了一座雕像，雕像的基座上是一个怀抱婴儿的妇女，她正仰视着这位天下母亲的救星。

　　无菌接生法无疑始自塞麦尔维斯，因这一方法而躲过死神镰刀的母亲早已不可计数。

　　20 世纪初，由于在旧中国延续了几千年的家中分娩的传统习惯，我国的产科仍处于相当落后的状态。据《中国博医会报》所载，1900 年前后，广东、福建等地的接生人员都是一些无医学知识的妇女，产妇往往因为衰竭或难产、产程长、子宫破裂而死亡。

　　即使往家中请医生也是在难产几天后，不过在此之前，多数已经过多次稳婆的赤手操作，所以即使这些产妇最后侥幸经医生解决了难产，仍可能在产后死于感染。新中国成立后，一直大力普及新式接生法，接生者剪指甲，洗净手并消毒，产妇用具洗净消毒并按规定操作，这些我们现在看来理所当然的措施，在 20 世纪 50 年代的我国农村，其普及率尚不足 2%，直至 80 年代以后，新法接生才稳定在 99% 以上……

　　也就是说，中国用了将近 30 年才将这一并不复杂的观念普及开来。

　　为什么对旧观念的改造会如此困难呢？

　　毛泽东在 1944 年 10 月 30 日的陕甘宁边区文教工作者会议上所做的演讲中说道："我们反对群众脑子里的敌人，常常比反对日本帝国主义还要困难些。"仅以普及新法接生为例，中国居然用了近 30 年的时间，确实佐证了该演讲中的说法，改造旧思想观念果然比抗日胜利还难。

值得一提的是，其实塞麦尔维斯并非是第一个发现产褥热可能原因的人。除了极个别的情况而外，医学的进步很少是由于某一个天才的灵光乍现而推动的，早在塞麦尔维斯出生之前的几十年间，就已经有医生提出产褥热可能是由医生传染的了。

1773 年，曼彻斯特外科医生兼产科医生查尔斯·怀特（Charles White，1728—1813）出版了《孕妇、产妇的处理》，指出清洁和隔离可以阻止产褥热的蔓延，强调产房通风、产妇隔离的重要性。1795 年，亚伯丁的产科医师亚历山大·戈登（Alexander Gordon，1752—1799）明确指出产褥热是由产科医生和助产士传播的，按照奥利弗·温德尔·霍姆斯（Oliver Wendell Holmes，1809—1894）的说法，戈登的作品表达清楚，他的经历饱含男子的独特性和无私的正直感。戈登列举了 77 个病例的资料，许多病例的传染方式都很明显，他最后说："这是一个我不愿意提及的问题，我本人是把传染病带给许多妇女的凶手。"类似的话，还有一位叫阿姆斯特朗的医生也说过："我有大量的证据来证实这种病常常是通过这种方式传染的，让我感到心痛的是，我必须坦诚地说许多病例感染是因我导致的。"

1843 年霍姆斯出版了《产褥热的传染性》一书，作为一名主要因作家身份而被美国人记住的医生，这部著作是霍姆斯在医学领域唯一的作品，他列举了足够充分的证据证明了产褥热具有传染性，它常常由医生和护士从一位病人携带到另一位病人。他认为，医生有责任采取所有预防措施，通过对护士或助手做适当的调查并及时对可能的危险来源发出警告，医生的为所欲为和愚昧无知造成了诸多不幸，这些不幸应被视为犯罪，一位医生对社会最重要的义务应该胜过他的专业职责。从霍姆斯的这一番言辞我们不难看出，他对主流医学的批判之烈，并不在塞麦尔维斯之下，因此也必然会引起美国医界的激烈反噬。费城两位产科教授梅格斯（Meigs）和霍奇（Hodge）对霍姆斯表达了嘲笑和讥讽，随声附和者更是不计其数。面对来自同行的反击，霍姆斯没有恋战，而是识时务地选择了闭嘴，不再与传统医界为敌，他明白这不是他一个人就能终结的战斗。

孔多塞在《人类精神进步史表纲要》中写道：按照我们能力发展的普遍规律，我们进步的每一个时代都是要产生某些偏见的，但是它们却远远延伸到了它们的诱惑力或它们的领域的外部，因为人们仍然保留着自己幼年时的种种偏见，自己国家的和自己时代的偏见，哪怕是在已经认识到了全部必要的足以推翻它们的真理很久以后。这就是理性所不得不与之进行战斗的敌人，并且它往往只是在长期艰苦的斗争之后才能取得胜利。

而塞麦尔维斯，自提出产褥热理论以后，却一直在与医界抗争，面对众人的围剿他坚持真理寸步不让，最后以悲剧收场，死后虽光芒重现，但对于他本人来说，未免太迟了。和巴斯德、科赫与李斯特这些医学史上的巨人相比，塞麦尔维斯的才华与贡献无疑逊色很多，甚至他的事迹也只能算作医学发展史上的一个支流。但是作为一个命运多舛的小人物，他对所谓主流医学的抗争又独具人性光辉。

在 20 世纪，塞麦尔维斯被世人重新发现，一位作家为其创作的传记《呐喊与圣约》（*The Cry and the Covenant*）在 1949 年创造了 100 万册销量的佳绩，时至今日也没有任何医学人物的传记可达到这个销量。

塞麦尔维斯无疑是一位悲剧英雄，在医学界困于产褥热的窘境中束手无策时，他成为第一位有智慧、有勇气撕裂苦难的突围者，他为当时绝望的产妇带来了希望之花。诗人说，哪里有阴云聚拢，哪里就有闪电突破，塞麦尔维斯就是那劈开阴霾的闪电，虽然一生匆匆而过，却曾划破长空璀璨夺目。哲学家认为，没有谁能两次踏入同一条河流，但在芸芸众生的命运长河里，塞麦尔维斯却因重新被世人认识而获得了两次生存，虽然他在第一次生存的欧洲医学界只有被同道毁灭的悲剧结局，但曾短暂征服过产褥热的塞麦尔维斯，终将在第二次生命中赢得不朽。

中国助产教育

在北京万安公墓里，有一处墓碑的背面写着这样一句话："她的功绩与日月同在"，我国妇幼保健专业的创始人杨崇瑞博士（1891—1983）安息于此，对于知晓杨崇瑞博士传奇经历的人来说，她是那种将毕生心血燃成灰烬照亮别人生命之路的人。由于杨崇瑞生前洁身远名躬身做事，更兼妇幼保健事业远不像临床工作那样容易扬名立万，以至于她的功绩在当下并不太为医学界之外的公众所知。

一

杨崇瑞，字雪丰，1891年9月6日出生于河北省通县（现三河市）燕郊镇兴都庄。其父杨云阶16岁中秀才，18岁中举人，是远近闻名的"少年才子"，靠教书及务农维持家业。其母出身富宦，因慕杨云阶才名，嫁入杨家成为杨云阶的第三位续弦，生下一儿一女，女儿便是杨崇瑞，儿子是杨崇瑞的三哥，这位三哥后来从医，长于外科，另外两位异母的哥哥，大哥教书，二哥务农。

杨崇瑞自幼聪慧过人，4岁起在家认字，7岁上小学，5岁时反抗缠足（比清政府于1902年颁布禁止缠足令还早6年），8岁时要求解除6岁时家庭包办的婚姻，这些在当时绝对算大逆不道的要求，万幸的是，开明的父亲完全支持她的决定。

1906年，杨崇瑞就读于北京贝满书院（后改称为贝满女中和女十二中，20世纪70年代更名为北京市第一六六中学），1910年以优异的成绩毕业，随后入北京协和大学理化科（即医学预科）学习，两年后被协和女医学院录取，1917年获医学博士学位。

多年以后，当有人问及她为什么会走上妇幼保健专业的道路，她回答说:"我是一个女人,我最关切的当然也是女人的安危疾苦。"但其实对她的人生及事业产生重大影响的重要领路人是约翰·B. 兰安生(John B. Grant,1890—1962)。比较奇怪的是,在《中国现代医学家传》(第二卷)由王诗锦写的杨崇瑞的传记中,却对兰安生只字未提,只是含糊地提到杨在结束了美国霍普金斯大学妇产科进修之后,回到协和就毅然转到了公共卫生科。

漫漫人生路,怎么可能忽然就发生重大转折呢?

其实,时至今日,大部分学医的年轻人对临床医学专业的偏爱也远远大于公共卫生,公共卫生投入不足的问题,早在2003年的"非典"疫情出现时,就曾被有识之士热烈讨论过,这两年的新冠疫情再次让这个议题重回公共视野。所谓预防胜于治疗,向来都只是说说,预防工作做得越优秀,反而越会使公共卫生工作被轻视,鼠目寸光的人类屡屡受到惩罚却始终不思悔改,悲观地说,待到新冠疫情逐步得到控制,人类世界很可能再次进入下一个无可奈何的悲剧轮回。

和大部分刚刚迈入医学大门的年轻人一样,杨崇瑞最初钟情的专业也是临床医学,她希望自己可以成为一名眼科或外科医生。1917年毕业后,杨崇瑞到山东德州博氏卫氏医院(即博济医院)工作,任普通科和外科主治医师。在将近3年半的工作时间里,杨崇瑞以精湛的技术和对工作的极端负责,深得同事的信任和病人的爱戴。

1918年正值黄河大水,政府组织了一个中华民国督办京畿水灾事宜处赈济灾民,杨被借调到该处负责医疗,她经常划着小船给灾民送医送药,由于整天跟灾民忙在一起,这位大小姐竟然生了满身的虱子。但因为觉得帮到了最需要帮忙的人,她在精神上却感到非常的愉快。1920年底,杨崇瑞与博济医院的合同到期,拟去天津南关下头妇婴医院工作,但美籍院长为了挽留她,希望她再工作一年,然后保送她到美国深造。但彼时杨崇瑞已与天津方面达成协议,遗憾地与这次美国求学的机会失之交臂。

在天津工作期间,杨崇瑞感到了科学日新月异的进步,认为有必要进一步学习。1921 年北京协和医学院建成，杨崇瑞参加了开幕典礼，深受震撼，于是在 1921 年末她便回到北京入协和医院进修，由罗氏基金社用奖学金为她支付进修费用，原计划是在外科、妇产科和眼科各学习一年，结果她在妇产科仅做了 6 个月的研究，就因医术高超而被聘为妇产科专任医师，这在当时是不多见的。

协和妇产科主任英国医生马士敦（J.Maxwell）称赞她是一位"充满力量、远超常人的妇女"（A woman of power, beyond the ordinary by far），而这一年更为我们所熟知的后来被称为"万婴之母"的妇产科医生林巧稚刚刚考入协和。在协和工作的三年多时间里，杨、林二人有过一段师生之谊，杨崇瑞曾在林巧稚实习期间带她做手术，在后来杨崇瑞创办北平国立第一助产学校，也曾延聘林巧稚到该校任教，可算一段杏林女性教学相长的佳话。

也是在这段工作时期，杨崇瑞结识了她一生中最重要的良师益友兰安生。

兰安生出生于中国宁波，在中国度过童年之后，16 岁回加拿大念高中，1913 年考入密歇根大学医学院。1918 年进入洛克菲勒基金会国际卫生部，1920 年在约翰斯·霍普金斯大学医学院获得公共卫生硕士学位。1921 年，受洛克菲勒基金会指派来北京协和医学院出任公共卫生学教授，并首任系主任。

世有伯乐，然后有千里马。在工作中兰安生发现了杨崇瑞的才能，力劝她扩大服务范围，从为个体病人服务转变为社会大众服务。根据杨崇瑞的自传，当时的协和公共卫生科除了系主任兰安生本人之外，就只有一个打字员，兰逢人便谈公共卫生，但罕有人在意，直到 1923 年协和校园里有天花流行，兰先生的一套公共卫生宣传才初次被人重视，认为确有发展推行的必要。兰安生在自传中称自己为"公共卫生的布尔什维克"，对于在中国推广公共卫生事业可能面对的困难早就有充分的估计，他有一句名言："当你挨了一耳光，如果没有准备好挨另一耳光时，不要进入公共卫生领域"，他认为"60% 有效的本土运动，强过 100% 有效的西方运动"，兰安生对中国现代公共卫生的发展做出过杰出的贡献，其贡献之一，就是发现了杨崇瑞并引导其走上了公共卫生妇幼保健之路。

1924 年，一位三河县的乡民写信给协和外科说："你们外科治得好，不知要生产安全，使孩子不死，可吃什么药？"

外科方面认为这是属于公共卫生科的工作，便把信转给了兰安生，兰安生就联合了协和妇产科的杨崇瑞等人组成了一个调查团，到三河县和遵化县做了一次四六风（即新生儿破伤风）的调查，这是杨接触妇幼工作的开始。但此时的她，志趣也还在临床，希望走学院派的道路，继续做一名操刀的妇产科医生。

二

1925 年，杨崇瑞获得奖学金将到美国霍普金斯医院进修妇产科，临行前，兰安生问杨是否愿意在 9 月开学之前先去加拿大参观公共卫生和妇产科。在计划之外又多出一次长见识的机会，杨崇瑞当然不会错过，于是兰安生就为杨崇瑞安排好了奖学金和加拿大的参观学习事宜。

杨崇瑞光在加拿大参观了两个月，而后到霍普金斯医院进修妇产科，进修结束后，又获得奖学金，使她有机会在 1926 年 8 月到 1927 年 2 月间参观美国东北部及英国、苏格兰、德国、法国、丹麦、奥地利等欧洲诸国的公共卫生及助产教育。

在美国进修期间，杨曾给一位因葡萄胎大出血的黑人妇女做手术，成功地挽救了她的性命，可当时却有许多美国同学讥笑她，杨后来给自己的学生们讲到此事时曾说："不能轻视劳动妇女，也不应该歧视黑人妇女，为她们解除痛苦，比躲在手术室里学大手术意义更深远。"霍普金斯医院的妇产科权威威廉士教授曾称她为自己最优秀的两名学生之一。如果杨崇瑞继续做妇产科医生，可能一样也会扬名立万，甚至生活会更安逸。

但经过这一次令杨崇瑞脱胎换骨的游学经历，可以说兰安生的一片苦心终于要在杨崇瑞身上开花结果了。眼界大开之后的杨崇瑞忽然意识到，对于贫穷落后的中国，公共卫生才是一条能够保障民族健康的捷径，比医疗机构更具建设性。

因此，归国后的杨崇瑞回到协和就改做公共卫生科讲师同时兼任第一卫生事务所保健科主任，而不再是妇产科医师了。作为一名女性，在100年前的中国，杨崇瑞能在学业上取得如此令人瞩目的成绩，已经很让当时的人拜服了，但她的辉煌才刚刚开始。

杨崇瑞在做妇产科医生的时候，就关注过产褥热和四六风，经过调查，她发现当时孕产妇的死亡率约为15‰（同时期的英国这一数据为3‰，美国是5‰），而婴儿死亡率竟高达250‰~300‰（同时期的英国这一数据为90‰，美国是87‰）[1]。按照杨的估算，中国当时仅每日产妇的死亡数就可达600人之多……如此，我们就不难想象那时的中国大地上得有多少家庭上演这种惨剧。

在《产科教育计划》中，杨崇瑞写道：

"我国开化之早文化之盛久为世界各国所公认。然东亚病夫之称亦为各国所公认，何也？无他，科学之进步迟也。就医学一道而论，自神农尝百草迄于今日，凡四千五百余年，苟能与科学同进步，何致衰败至于此极？殊为叹息。

"我国死亡率之多，其故为何？不外乎助产者缺乏产科知识耳。

"一不明产科生理与病理之别，无术辨别于前，自不能救急于后。似此情形，果有难产，欲求产妇之不死何可得哉？

"二不知消毒灭菌之法，致产妇发生产褥热，或婴儿发生破伤风而死者不鲜。

"三不知饮食卫生之法，使产母在孕期产期产后期调养失宜，婴儿则

---

[1]　该组统计数据摘自杨崇瑞《北平的节育情况：北平母亲保健委员会第一次报告》一文。

乳养失宜，因而丧命者不知凡几。

"原因既明，吾人不得再事因循，亟应努力设法补救之，想我同志必乐于助成也。"

由于杨崇瑞的积极奔走呼吁，又得到当时社会上的诸多有识之士的协助，1929 年 1 月 23 日，卫生部与教育部共同组建中央助产教育委员会，该会的第一次会议便决议成立国立第一助产学校。

1929 年 10 月 16 日，北平国立第一助产学校成立，杨崇瑞被任命为校长，下设教务、医务、事务三个职能部门。学校聘请了 12 名教师、9 名技术人员和 5 名职员。著名的教师有林可胜、林巧稚、朱章庚等。

当时杨崇瑞有一个雄心勃勃的计划，通过助产学校，培养训练专业的干部人才，应在国内起模范作用，可担负起各省市助产学校师资和领导妇婴卫生机关的工作，在 50 年内，使中国每一个需要照料的妇女与婴儿，可以得到必要可能的照料。

宋代的胡宏曾有言"一身之利无谋也，而利天下者则谋之；一时之利无谋也，而利万世者则谋之。"杨崇瑞在 90 多年前战乱频仍苦难深重的旧中国就有这样深远的谋划，实在难能可贵。

她亲自制定了"牺牲精神，造福人群"的校训，并用这种精神严格要求学生。她对同学们说："在你们的手中，握着两条生命——母亲和孩子，你们是守卫新世界的人。新的生命会在你们手中诞生，但也会在你们手中死亡，因此，你们的事业是崇高而伟大的，但绝不可有任何疏忽！""为了世世代代母亲和儿童的健康，我们应该竭尽所能，作出牺牲。"

关于助产士的培养人选和培养方式，当时学界有好几种意见，比如协和妇产科主任马士敦的意见是招收小学程度的女子，训练几个月，分派她们到城乡去代替姥姥（接生婆）；还有就是一位英国籍的护士在中华医学杂志发表文章称，助产这门专业非护士不能学。

但结合中国的现实国情，杨崇瑞认为这两种意见都不太可行。一方面，从妇女前途计，当时社会上对妇女生孩子一向看得卑污低下，如果助产学校招收一批教育水平不高的人，训练时间又短，随后让她们去插手一件不大被社会看得起的事务，那在社会不断的进步中，这批人很快就会被淘汰。

兰安生在自传中曾提及一个观点"当制定一项计划时，该计划应该在25年后还是先进的。"杨崇瑞在这方面的远见不知道是否受到了兰的影响，又或者是英雄所见略同。

另一方面，就当时的中国而言，女性接受教育的普遍较少，学成的护士已经可以人尽其才、独当一面了，没有必要对这一批人重复培养，况且妇婴保健是一种专门事业，应训练专门人才。

因此助产学校最后确定的招生要求是：20 岁以上，30 岁以下之未婚女子，曾在高中毕业，学制为两年。

第一助产学校还附设了一所妇产医院（今北京东四产院），一方面便利教学实习，另一方面"适应社会需要，为产妇婴儿求安全之保障"。医院的收费规定：每日收住院费 5 角，医药、饮食、护理、煤电、汤水不另收费，贫穷的病人可以酌量减免费用。产妇住院接生收费 5 元，上门接生 10 元，贫穷者酌量减免。

据统计，该院从开业至 1939 年的 10 年间，总计门诊次数为 133 057 次，接生 33 000 次，到产妇家里接生 13 448 次（1939 年后因战乱资料丢失）。

但移风易俗、破旧立新谈何容易？

杨崇瑞所进行的事业，事实上乃是与千百年来积弊而成的愚昧和无知做斗争，这其中的艰苦，在《杨崇瑞博士诞辰百年纪念》中由其生前好友和众多弟子的回忆文章中可见端倪。虽不比当初塞麦尔维斯倡导洗手以预防产褥热所遭遇的阻力那么大，但也真的是困难重重。

比如冯新贞是 1935 年自国立第一助产学校毕业的学生，她在回忆文章中写道："1936 年 2 月，我独自一人奔赴山东省汶上县卫生院。当地的妇女都缠足，封建习俗长年禁锢着她们的思想。认为妇女怀孕时见不得人的事，对谁也不愿意说，生孩子都是由旧式接生婆或家里人接生。县里虽有一个卫生院，但只有一个男护士，帮助那些吸鸦片的人戒烟，面对这种困难的情况，我当时报名时的热情，被一种孤寂、胆怯的心情所代替……最使我难忘的一件事是，县里一个小职员的家属怀孕了，经过产前检查，我满以为她可以带个头，找我去接生，但分娩却请旧老娘婆接生，根本没理我。"

出于对现实的考量，对于原本从业的旧式接生婆，杨崇瑞没有建议立即废除，而是采取了分批转化的教育方式，即一方面认真培养新的助产士，另一方面开办短期培训班帮助旧式产婆掌握清洁消毒，科学接生。

杨崇瑞在北平办起的第一个接生婆讲习所，前后共对 360 个接生婆进行了严格的培训，据说，这其中有一位还曾接生过溥仪呢。

为了让妇婴保健的理念能够走进农村，杨崇瑞还选派部分学生直接去农村建立实习基地开展服务，较早的一个农村实习基地建立在清河镇。

清河镇原本是燕京大学社会学系的实习基地，约有 40 多个村庄，40多万人口，缺医少药，镇上只有一名中医。有一次，这名中医的爱人难产，求助于清河镇社会试验区负责人张鸿钧，张帮忙联系到协和医院做手术，结果母子平安。此事让张鸿钧深感农村亟待兴办助产事业，就找到杨崇瑞，希望能够一起做些事情。

杨经过多方奔走，得到许多支持，特别值得一提的是，得到了东城区名医金韵梅（1864—1934）的资助，于是杨决定派人到清河镇开辟国立第一助产学校农村实习基地。

为什么金韵梅会为此事慷慨解囊呢？这可能与金的个人经历有关。

金韵梅是最早一位在美国获得医学博士学位的中国女性，会中文、英文、日文、法文、德文五种语言，在中、美、日三国都留下过闪光的足迹，曾被《纽约时报》盛赞为"当今世界最杰出的女性之一"，是清末民初时期的中国乃至世界舞台上一位熠熠生辉的人物。

1906 年，西医出身的官员麦信坚针对中国传统接生婆没有现代医学知识，危害产妇和孩子健康的落后现状，建议袁世凯在天津开办北洋女医学堂。袁获悉金韵梅当时恰好在国内，便邀请她担任北洋女医学堂总教习，并总管女医学堂。

据《纽约时报》的文章显示，在女医学堂筹办期间，时任美国总统罗斯福曾致电中国直隶总督袁世凯希望他能为好友金韵梅提供帮助。

1907年，袁世凯令天津海关拨银两万两，请金韵梅创办北洋女医学堂，该医学堂的创办，培养了第一批现代意义的中国护士，也使京津地区的中国妇女率先接触到了先进的接生技术，但这些经过现代医学熏陶的精英女性于旧时代的偌大中国而言，不过是杯水车薪。

金韵梅与杨崇瑞相遇时人生已近暮年，一生漂泊历尽风雨之后，看到风华正茂的杨正在身体力行自己当年未竟的事业，愿意鼎力相助也就在情理之中了。

根据调查研究，杨崇瑞了解到清河镇产妇死于产褥热和新生儿死于破伤风的情况相当惊人，因此提出以推行新法接生和新法育儿为主要任务。

1933年，清河镇乡村医院建立，如遇到难产，就需要打电话请学校派医生来帮助解决。有一次遇到一位横位难产的病人，作为校长的杨崇瑞亲自来到医院，立即为产妇做手术，产妇得救，母子平安，家人非常感激。

除了国立第一助产学校校长这一职务而外，杨崇瑞当时仍在协和公共卫生科执教，同时又担任了卫生部妇婴卫生工作技术室简任计正，并被北平市卫生局借用任妇婴保健所所长，事务极其繁忙。

自1928年至1937年间，杨崇瑞协助创办国立助产学校两处（北平一处，南京一处），被聘为两个学校的校长；协助提高各省市私立助产学校54处，其中有十几所学校附设了产院，这些学校的负责人多是她的弟子——北平第一助产学校的毕业生。

在长期深入大众的工作中，杨崇瑞早在20世纪30年代就已预见到人口过快增长的严重性，提出"限制人口数量，提高人口素质"的节育方针，并在东单煤渣胡同46号创办了节制生育技术指导门诊，在钱粮胡同保婴事务所建立节制生育门诊,为儿女众多、生育过密而经济又贫困的妇女服务。

她在助产学校的教材中,特别增加了节制生育的章节,对学生讲授节育的必要性及避孕的具体措施,助产学校本科生在毕业前,必须在节育门诊实习四次。

当时的节育方法只有以下几种:男用阴茎套、女用阴道隔膜及阴道塞、安全期、体外排精。杨崇瑞认为,节育的方法将为全世界分享文明幸福铺平道路,在人类生活中将会很好地证明这个发现比细菌引起疾病的那一发现更为重要。这一见解在今天似乎已是卑之无甚高论,但在当年却是极具启发性甚至是充满争议的。

1936年,女权主义先驱女性避孕倡导者玛格丽特·山额(Margaret Sanger,1879—1966)夫人应邀来华讲学,杨崇瑞负责接待,并安排讲学时间,当天的演讲题目是"节制生育的各种措施及今后的展望",现场听众竟有1600人之多,多为医疗卫生界的同仁。

孰料这一学术活动,竟引起当局的不安,部分所谓的正人君子直接指名道姓地在报纸上大肆攻击及谩骂,比如《世界日报》的报道中称山额夫人为反动医学人士,称杨崇瑞着奇装异服,宣传节育,居心叵测。

对于这些鼠目寸光的宵小之辈的聒噪,杨总是处之泰然,仍然积极宣传节育的主张,节育门诊也照常运行。

杨崇瑞何以会对提倡节育避孕有如此的热情,还是跟她多年来的工作有关,她发现许多妇女因多产引起盆底肌肉、筋膜及子宫旁主韧带过度伸展或撕裂,致使子宫脱垂痛苦不堪。许多妇女因生育过多又不知如何避孕而极度苦恼,以产院1932年所做的统计数字为例,生产胎次最多者竟达15次,生育年龄最小者仅15岁,最年长者还有54岁的……山额夫人走上倡导避孕节育的道路则与自己童年丧母的痛苦经历有关,她的母亲曾生育过11个孩子,因此她认为母亲的早逝肯定跟生育过多有关。

在今天满足各种需求的避孕手段及措施触手可及,避孕相关的常识随处可查，可能很多人都没有意识到，这些曾经都是为主流社会所不容的异端邪说，相比于杨崇瑞在旧中国的遭遇，山额夫人在美国的境遇实际上更为糟糕。

19世纪末，正是美国保守势力回潮的时期，国会甚至通过法案禁止美国邮政系统邮寄避孕药和避孕装置，进入20世纪以后，美国女权运动高涨，激进者要求争取婚姻平等，有权拒绝性和生育，山额夫人因为积极倡导女性避孕、开设美国第一家避孕诊所而被美国警察两次抓捕投入监狱，罪名是违反了纽约州不许分发避孕信息的规定。

在美国妇女的不断斗争下，避孕才逐渐成为女性的合法选择。早在1922年时，山额夫人就到过中国，还曾与赛珍珠（Pearl S. Buck，1892—1973）一起在上海开办避孕诊所。

想到这些前辈们为了争取妇女的正当权益而经历过的种种艰辛，就觉得活在今天的人们却还经常因不采取避孕手段致意外怀孕，实在是愧对这个时代，愧对昔日女权先贤。

三

1937年初，杨崇瑞受聘为国际联盟妇婴卫生组专家，奉派考察欧亚诸国的妇婴卫生状况及助产教育，足迹踏遍近20个国家。"七七事变"发生后，杨崇瑞乃急奔归国，参加了林可胜组织领导的红十字医疗队，组建伤兵医院。随后参与组建贵阳医学院并任教妇产科，并在武昌又建立一所助产学校。

1938年5月20日，宋美龄在庐山召开妇女谈话会，这是一次全国妇女抗日救亡统一战线的会议，杨崇瑞作为当时全国著名的妇幼保健专家应邀前来参会，参加谈话会的其他名人还有邓颖超、李德全、雷洁琼等。

1938年8月，杨崇瑞又回到卫生署工作，在重庆筹划儿童保育院，在成都筹组保婴事务所三处，这期间编写了《妇婴卫生纲要》《妇婴卫生学》《简易产科学》。1939年底，杨崇瑞再次赴美考察妇婴卫生并进修妇产科，

1942 年归国后任卫生署实验院妇婴组主任。

1944 年杨崇瑞在歌乐山中央卫生实验院妇婴卫生组时，通过心理卫生组负责人地下党员丁瓒先生把《妇婴卫生学》和《妇婴卫生纲要》两书秘密送往解放区，成为那里不可多得的卫生教材。当时新四军卫生部长沈其震与杨崇瑞早在 30 年代的协和医学院就已相识，在沈其震的支持下，杨崇瑞的"妇婴卫生"理论在解放区也得到实践，如训练妇幼卫生干部、推广新法接生等。

从 1929 年的北平国立第一助产学校创立起，到 1937 年日寇入侵，国内共创办了助产学校 54 处，毕业学生约 2000 余人，除正规学校教育之外，还训练了旧式接生婆 3268 人，主办主妇母职训练班 7 班，每班 15 人。

除了这些工作而外，杨崇瑞还在自己的家乡兴都村庄筹办了一所小学，只招收村里的女孩入学，可能有读者会问，为什么不同时也招男生呢？因为村里原来的小学只收男生拒收女生。

中华人民共和国成立时，杨崇瑞还在世界卫生组织妇幼卫生组任副组长，周恩来通过卫生部长李德全向她发出邀请，希望她能归国工作。

当她辞去薪资很高的国际组织高级职务从海外乘机抵香港时，国民党人员不准她出机场，她在同志的帮助下，假装购买了去台湾的机票，之后潜入了人民的保护之中，终于返回了北京。她受到了毛主席和周总理的接见与称赞，回国后第三天就接受了中国共产党的委托，担任了中央卫生部的第一任妇幼卫生局局长的职务。

经过这么多年的奋斗，杨崇瑞逐渐意识到，现代医学知识只有依靠社会机构才能得以推广，必须有稳定的社会基础医学知识才能家喻户晓。在新中国，杨崇瑞预见到她多年来的抱负将成为现实，到 1957 年时为止，正规助产士已有 35 774 名，经改造的旧产婆和新培训的接生员已达 66 万人。

更为可贵的是，杨崇瑞的工作思路不止惠及了万千中国妇婴，也影响了世界，早在 1932 年 2 月，国际联盟卫生专员就曾派人来中国参观国立第一助产学校。兰安生之子詹姆斯·格兰特在 1991 年纪念杨崇瑞一百周年诞辰的致辞中提到："墨西哥正在引进一种国家的培训制度（培训接生婆），正是杨博士创立的。接生用的产包是杨崇瑞早年创造的，至今仍无很大改变。联合国儿童基金会已经提供了成千上万这样的产包，在哥本哈根儿童基金会供应中心，这些产包仍然是订货单上的热点。"

在医学事业之外，很多介绍杨的文章中没有提及的是，她还参与了保护母亲和儿童健康的立法工作，如《婚姻法》《劳动保护条例》《农业发展纲要》等有关妇女保护的立法。

所谓"得道多助，失道寡助"，在极度贫困落后和军阀混战的 20 世纪 20 年代，在日本侵略中国的 30 年代，在蒋介石反共的 40 年代，杨崇瑞都能够咬定青山不放松，在妇幼保健及人口控制方面有所作为，除了她高远的见识、坚韧不拔的意志外，想必也同她个人极大的人格魅力不无关系。翻阅《杨崇瑞博士诞辰百年纪念》这本小册子，大量弟子好友的回忆文章以各种丰满的细节充分证实了这一点。

最让我震撼和惊诧的一个例证是，于咏秋回忆道："记得我们的大教室里有一架宝贵的骨骼标本，因为当时女性骨骼标本是花钱买不到的，有人告诉我她生前是老校长的一位外国朋友，因为敬佩她无私创业的精神，遗嘱中指示逝世后把自己的骨骼送给她作为国立第一助产学校学习用的标本。"

还有一个让我感动又忍俊不禁的例子，李慎回忆说，自己在到卫生部妇幼司工作时，杨司长已年逾花甲，但她每日在早 8 点之前都准时到岗，除了冬季，她总开着门，端坐在桌前，她并不抬头去注视那些必须从她门前经过的迟到的工作人员，而只是用自己的模范行为感染着人们。

而今我国孕产妇死亡率已降低至 18.3/10 万，5 岁以下儿童死亡率已降至 0.84%，与最发达的国家已相差无几，杨博士若在天堂有灵，眼见自己的徒子徒孙们在自己开创的事业上已经达到了如此的高度，亦应含笑。

几年前我在写塞麦尔维斯的故事时，就曾有读者问我，在中国是谁推广了新法接生预防了产褥热呢？我当时只能含糊地回答说，新中国成立了，各项事业都会发展进步。现在，本文的读者应该知道那个问题的答案了。

临近文章的结束，我们也有必要了解一下她在职业生涯的后期所经历的重大挫折，她一直主张的节育工作在"反右时期"终于遭到了批判，说她实行的是"三马主义"，即"贩卖反动的马尔萨斯人口论；拥护鼓吹马寅初的新人口论；反对马列主义的生育观。"

而后，她便被调离了妇幼卫生局的岗位，直到 1979 年十一届三中全会以后，她的错案才得到了纠正。不过，即使在 1957 年她受到不公正对待的时候，占据她身心的还是妇幼保健与助产教育事业以及我国无数母亲儿童的健康与未来。

杨崇瑞在绝大多数工作时期担任的都是收入颇丰的工作，可她却孑然一身，毕生过着廉洁克己的简朴生活，粗茶淡饭，布衣皂鞋，可她攒下的钱都到哪儿去了呢？

原来，国立第一助产学校毕业生分配时，多经由她周密计划，尽可能分布全国各地，都是由她掏腰包安排路费和事业的开办费，比如唐棣去湖南浏阳的农村开展妇幼工作时，杨崇瑞就从自己的存款中取出了一年的薪资予以资助。直到生命的尽头，她还把结余下来的 6.9 万元、几千美元和积累了数十年的珍贵的外文书籍杂志献给了国家。

曾有记者冒昧地问她为什么不结婚，她笑着回答说："我和妇幼事业结了婚，全中国的儿童都是我的孩子。"

在她的自传中，我没有看到她关于自己宗教信仰的记述，只提及了在协和女医学院学习期间的课外活动是宗教性的，纵观她一生的所作所为，我们能明显感受到她为了理想和事业的那份圣徒般的坚韧和虔诚。

马克思在 1835 年曾写道："如果我们选择了最能为人类福利而劳动的职业，那么重担就不能把我们压倒，因为这是为大家而献身，那时我们所感到的就不是可怜的有限的自私的乐趣，我们的幸福将属于千百万人，我们的事业将默默但永恒地发挥着作用并存在下去，面对我们的骨灰，高尚的人们将洒下热泪。"

这段话，可谓杨崇瑞这位伟大女性传奇一生的精准注脚。

从比尔罗特到霍尔斯特德

正如我们不能夸大塞麦尔维斯在无菌术创立过程中的历史地位一样，我们同样不能将麦克道尔的开腹手术视作柳叶刀对腹部的征服，因为只有当一个手术不只局限于某个专家，而是成为常规手段，让普通的医生经过训练之后也能掌握，才算是一门成熟的技术。如果完整地回溯整个腹部外科，枝蔓未免太多，但作为中国人，我们一定会想到华佗，有关他的传说一直为民间和医史学界津津乐道，据《后汉书·方术传》有关华佗手术的记载：

"若病结积在内，针药所不能及，当须刳割者，便饮其麻沸散，须臾便如醉死，无所知，因破取。病若在肠中，便断肠湔洗，缝腹膏摩，四五日差，不痛，人亦不自寤，一月之间，即平复矣。"

此事若为真，则实在令人惊叹，且不说麻沸散之真伪，这种开腹手术倘若没有对解剖学的精熟，是根本没有实施可能的，据说华佗后来被曹操所杀，临死前将自己的著作托付狱卒，但狱卒却因害怕触犯律法而不敢接受，华佗无奈将书一把火烧掉了。

后世的史学家曾对华佗其人其事进行过一番考证，比较有影响的当属陈寅恪的《三国志曹冲华佗传与佛教故事》，结论是华佗或有其人，但其神奇的医术大都是从印度神话故事抄袭而来，反倒是国外的一些医学史作者对中国古老的医学抱有脉脉的温情，盛赞华佗的医术神奇。但如果我们能抛开民族主义的干扰，冷静地思考，就不难发现，其实华佗其人其事的真假根本不重要，因为就算他的事迹是真的，也对后世的外科发展影响不大。中国已经足够强大，强大到不容世界忽略，这也许才是许多外国的医史学者重新关注古老的中国传统医术并对华佗评价较高的真正原因，我们还是把他当作传奇人物就好。在江苏沛县有一座华祖庙，有一副对联对这位传说中外科先驱给予了较高评价，并对其著作未能流传于世抱有极大同情和遗憾：

> "医者剖腹，实别开岐圣门庭，谁知狱吏庸才，致使遗书归一炬；
>
> 士贵洁身，岂屑侍奸雄左右，独憾史臣曲笔，反将厌事谤千秋。"

真正让腹部外科成为一门可普及推广的成熟技术的，是维也纳外科医生西奥多·比尔罗特（Theodor Billroth，1829—1894）。1852 年比尔罗特取得医生资格，在柏林成为一名医生，不过他开始开业的时候却并不顺利，等了两个月，一个病人都没有……此时，恰好伯恩哈特·鲁道夫·康拉德·冯·朗根贝克（Bernhard Rudolf Konrad von Langenbeck，1810—1887）邀请其做助手。朗根贝克在当时已经是德意志帝国颇负盛名的外科医生，对外科贡献很大，其中有 21 种术式都是以其名字命名，这样的人物有意提携，比尔罗特自然没有拒绝的道理，于是又是一次名师与高徒的故事。比尔罗特就此选择了外科作为职业，他在朗根贝克身上学到很多，进步神速。1856 年，比尔罗特已是外科学和病理解剖学讲师，1860 年他来到苏黎世独立开业，到 1867 年时，他已完成了 8000 多例手术。当时的外科手术成功率依然不高，但若要当众承认失败仍需要勇气，比尔罗特在一次公开的报告中说："我们现在要做的主要是批评，要做到这一点，我们需要知识、经验和冷静，如果我们不试图掩盖错误，并能彻底研究失败的原因，那么一个失败的病例会比十个成功的病例更有指导意义。"1867 年比尔罗特成为维也纳的外科学教授，此后就一直在维也纳工作，在这一阶段，比尔罗特大胆实施了一系列胃肠方面的手术。

在当时胃癌很常见，但却没有任何治疗手段，医生感兴趣的也仅在于等到病人死后通过尸检以验证诊断。在这种反正难免一死的绝望中，自然会有病人希冀通过外科手段续命，比尔罗特打算迎接这一挑战。1877 年，比尔罗特设想从解剖、生理和手术等几方面考虑，胃癌手术并非不可施行。

和所有具有开创性贡献的外科大师一样，比尔罗特是一个有胆识的开拓者，但同时他也是一个极其谨慎的外科医生。马太福音有言："没有人会把点亮的蜡烛置于粮斗之下，只有置之于烛台，才能照亮整个房间。"比尔罗特深知成为第一引起轰动的重要性，但他却不想在没有丝毫胜算的情况下就贸然开刀，他认为，那样做是糟蹋外科手术这门精湛的技艺和科学，也会令同行和弟子们产生怀疑，1879 年和 1880 年分别有外科医生尝试做胃癌切除，但均以失败告终，病人在术后几天之内就死掉了。比尔罗特若想一鸣惊人，一定得有充分的准备，他所在的医院，正是当年塞麦尔维斯的成名之所。但遗憾的是，比尔罗特确实不是较早认可抗菌技术的先驱，最初也抗拒李斯特和巴斯德的观念。但他与罗伯特·科赫有书信往来，科赫在信中提到，比尔罗特关于败血症的论文促使他开始了最初的研究。比尔罗特毕竟是个开明的人，一旦他意识到外科抗菌技术的价值就迅速跟进了。他一方面派助手去英国学习掌握李斯特的抗菌技术，并在维也纳建立一个使用李斯特抗菌方法的手术室，并派人去柏林跟科赫学习细菌学技术，另一方面通过动物实验摸索胃切除后胃十二指肠吻合的可行性。

一切准备就绪以后，他于 1881 年 1 月 29 日为一位胃幽门部位发生癌变的女病人进行了手术切除，术后 7 日，比尔罗特就发表了自己的成果。他在给维也纳医学周刊的主编的信中记述道：

"胃切除像其他外科手术一样由助手和我从解剖、生理和手术操作几方面做准备，外科医师只要有了动物实验的基础，胃切除或类似的手术就能获得成功……上周的这个病人叫特蕾丝·赫勒（Therese Heller），43 岁，生育 7 个孩子，身体既往健康，6 周以来不愿进食，频繁呕吐，呕吐物为咖啡样，乏力，面色苍白（按：呕吐咖啡样物，通常提示呕吐物中有血，结合病人乏力和面色苍白，应知此时病人已呈贫血及营养不良的状态）。这都是幽门梗阻的表现，征得病人同意后，我决定实施手术，我邀请了有经验的医师负责麻醉，这样我可以专心致志地进行手术操作，手术室设备齐全，温度 24℃，助手们也全神贯注，配合默契。

"……手术全程 90 分钟，病人苏醒后无不适……从整个治疗过程来看，胃癌手术切除是可行的，今后我们要研究对各个病例的适应证和手术方法的改进。目前我们认为，这种病还不至于视为不治之症，请原谅我对此事的自信。我的老师朗根贝克曾说'要常回顾'，想必也适用于我和我的弟子吧。"

比尔罗特热爱真理，有极大的工作热忱，他对病人和弟子有着异乎寻常的友好和关心，为弟子的成长而骄傲。从医学遗产上来说，他是一名大胆的技术拓荒者，他劈开下颌骨切除舌癌，率先进行喉癌切除，切除前列腺癌、膀胱癌，开展胰腺、结肠手术，石破天惊地切除病人的半个骨盆……比尔罗特虽已逝世 100 多年了，但他当年开创的毕Ⅰ、毕Ⅱ（Billroth Ⅰ，Billroth Ⅱ）胃切除术式至今仍在使用，他留下的著作仍然是外科经典的参考书籍。除此以外，他还留下了宝贵的精神财富激励后代前行，在其弟子及再传弟子当中比尔罗特的精神也永远活着。在比尔罗特身后，外科的发展仍在继续，每当惰性发作，我们这些柳叶刀的传人开始对已取得的成就产生自满，都应该记起这位百多年前的大宗师曾经留下的一段话："我们每上升一步都将看到新的风景，即使是那些最聪明的攀登者，也总是还有足够的台阶需要攀爬，这条路的尽头乃在云端高处。"

毫不夸张地说，19 世纪在腹部外科方面，比尔罗特的贡献远大于同时代的人，因此他被称为现代腹部外科之父。他是一位伟大的教师，他的弟子们也纷纷在外科领域开疆拓土，有好几位成为一代宗师。比尔罗特认为，他一生最大的成就就是成立了外科学院，他在职业生涯行将结束时说道："我的一生多姿多彩，最大的喜悦是成立了一所外科学院，一个学派建立起来了，它将继续实现我的科学和人道主义的理想。"他认为，只有人类文明的不断进步，人类社会才能持久，欲保持我们的优势地位，则意味着必须不断进步和创新，且要领先于旁人，倘有人原地不动，则势必被人无情地碾压超越。德国外科学界确实一度执外科学发展之牛耳，但这一优势随后不久便被美国超越，这是一个青出于蓝而胜于蓝的故事，因为这位超越者正是秉持其理念的美国弟子威廉·斯图尔特·霍尔斯特德（William Stewart Halsted，1852—1922）。

比尔罗特的众弟子中很多都对外科学有杰出贡献，比如波兰外科医生扬·米库利兹-拉德奇（Jan Mikulicz-Radecki，1850—1905）完成的结肠癌切除术、食管整形再造术等，经由比尔罗特一派的探索，腹腔已不再是柳叶刀的禁区，几乎成为外科医生纵横驰骋的跑马场。另外米库利兹-拉德奇还是手术期间戴手套的早期倡导者，不过当时他戴的是棉线手套，用后清洗消毒可反复应用 10~12 次，大手术时他要更换手套 3 次。但通常的医史作者都将无菌手套的创始者之荣誉归于美国外科医生霍尔斯特德，其实欧洲和北美各地早就有人开始使用了，可为什么多年以来大家都愿意接受霍尔斯特德是无菌手套的创始者这一说法呢？我想原因有二，其一，霍尔斯特德实在太有名了，应该是比尔罗特最著名的弟子，是美国现代外科的缔造者；其二，他倡导戴乳胶手套的事颇具浪漫色彩。

因为他的器械护士卡罗琳·汉普顿（Caroline Hampton）对升汞（一种当时用于术前消毒手臂的液体）过敏，霍尔斯特德就向美国纽约市固特异橡胶公司购买薄膜橡胶手套使用，使用后效果很满意，遂又买，而他自己在当时很多手术时并不戴手套。由此我们不难得出结论，霍尔斯特德开始提倡戴手套并非出于无菌的目的，也就是说不是为了防止病人的伤口感染，而是为了保护参加手术的护士的双手。这个故事最早出现在 1913 年一篇关于外科技术方面的回顾性论文，也是唯一一次在医学期刊上记载了一位研究者的爱情故事，在这篇文章中，作者将这位护士叫作"异常能干的女性"。霍尔斯特德的努力结出了硕果，1890 年 6 月 4 日器械护士卡罗琳小姐正式成为霍尔斯特德夫人。

其实在当时，有不少外科医生一直抗拒使用手套，他们的观点就是手套将使外科医生手的敏感性丧失，这倒不是虚言。1916 年有人设计了这样一个试验，令三位盲女点读 100 个字母，结果戴手套比不戴手套慢了

22 秒。对于无菌手套的创始者这一称号，倒不一定是霍尔斯特德有意掠美，很可能是后人强加于他的。霍尔斯特德在外科史上的地位光芒万丈，这个故事又是外科史上绝无仅有的一次有浪漫色彩的插曲，大家又何必煞风景把此事说破呢。

霍尔斯特德是约翰斯·霍普金斯大学医学院的四大创始医师之一，美国的住院医师培训制度就是由他创立，霍尔斯特德训练了 17 位外科总医师，每一位又设立了相当于大学等级的住院医师制度，训练出 166 位总医师，美国数以千计的外科专家均以身为大师的嫡传弟子为傲。现代泌尿外科创始人休·汉普顿·杨（Hugh Hampton Young，1870—1945）及神经外科的创始人哈维·威廉姆斯·库欣 (Harvey Williams Cushing，1869—1939) 均是他的弟子。霍尔斯特德在甲状腺、胆道、肠道以及动脉瘤的手术方面做出许多贡献，并创立了乳癌根治性切除手术，开启了乳腺癌现代治疗的先河。

霍尔斯特德对外科影响深远，让人们看到了基于解剖学病理学和生理学原理的外科学研究，使手术操作更强调精细和安全而非技法潇洒和速度，霍尔斯特德师法前人，却又青出于蓝，有极大超越。除恩师比尔罗特外，埃米尔·西奥多·科歇尔（Emil Theodor Kocher，1841—1917）也对霍尔斯特德有极大启发。科歇尔因对甲状腺生理功能的研究及外科手术方面的贡献成为获得诺贝尔生理学或医学奖（1909 年）的首位外科医生。霍尔斯特德游学于瑞士期间，见识了科歇尔精细的刀法，这是与比尔罗特迥然不同的手术风格。但比尔罗特与科歇尔的甲状腺手术都曾遭遇挫折，前者遭遇术后低钙血症病人抽搐死亡，后者遭遇黏液水肿。霍尔斯特德严格控制出血以利于手术视野，用符合解剖学的精细切割方式，以及确切分层缝合等一系列原则，发展出在当时被视为极致的甲状腺手术。

在 19 世纪末 20 世纪初的几十年间，至少有一万名美国人在维也纳学习医学，用病理学家威廉·亨利·韦尔奇（William Henry Welch，1850—1934）（约翰斯·霍普金斯大学医学院四大创始医师之一）的话来说，此地乃是美国医师的圣城。但自霍尔斯特德以后，外科研究的中心开始由欧洲逐渐转移到美国，他建立的一套外科手术体系，他所提倡的爱护组织、轻柔操作、仔细止血、一丝不苟、使用丝线、解剖学分离的精准外科原则，直到今天还是外科界的圣经。

但成就如此卓著的大师，也曾遭遇过人生的重大挫折。他在研究局麻药的过程中，不慎沾染了毒瘾，以至于后半生一直与可卡因和吗啡相伴。他以强大的毅力与毒瘾抗争，仍成就了自己在外科事业的辉煌，与这些熠熠光辉相比，沾染毒瘾这种在当时不为多数人所知的隐痛可算白璧微瑕。但因研究局麻药而不幸染上毒瘾的其他年轻医生，却因此前程尽毁，他的一位同僚甚至在他发表局麻药物论文不到 1 年就离奇地死去，这也算是麻醉学发展过程中的又一位殉道者。

如果霍尔斯特德不曾沾染毒瘾，他的事业是否会更精进？又或者是因为毒瘾改变了他的人格，使其能够在追求专业方面恣意而行、卓尔不群？这一切都已无从知晓了，霍尔斯特德幸运地没有因毒品对身体的侵蚀而英年早逝，他在有生之年就收获了巨大成功与极高荣誉，并见证了美国外科的腾飞和弟子们的成长，他 70 岁去世时，《纽约时报》给予他很高的评价，说他是 33 年来在医学科学领域最先进的一位领导者。

库欣

  1922 年 8 月霍尔斯特德因胆道结石病发住院，8 月 25 日他的两位弟子为其开刀手术，两位术者用他们的导师也就是刀下这位病人教授的技巧完成了手术。但其术后恢复的过程并不顺利，先后并发了消化道出血及肺炎，虽经输血等救治，病情还是每况愈下。9 月 7 日晨，这位伟大的外科医生逝世，其遗体火化后被葬于布鲁克林的格林伍德（Greenwood）墓地。

  也正是在 1922 年，一位叫弗莱明的研究者无意间发现了一种可以杀死部分细菌的物质，他将这种物质命名为溶菌酶，并发表了一篇题为《关于在组织和分泌液中发现一种值得注意的溶解成分》的论文。不过，这篇文章并没有引起什么注意，因为这种溶菌酶只能杀死那些对人类无害的细菌。弗莱明随后又进行了很久的研究，始终未有重大突破，溶菌酶终于是烂泥扶不上墙，难以成为有实际应用价值的药物。1928 年弗莱明成为伦敦大学的教授，当年夏天他度假回来，意外发现他未清理的葡萄球菌培养皿上有一片没有细菌，却环绕着黄绿色的霉团，这让弗莱明兴奋不已，葡萄球菌可是致病菌啊！也就是说他这一回发现的是可以杀死致病菌的物质，10 月 30 日弗莱明继续做实验证明了该物质的杀菌效果，并将之命名为青霉素。但青霉素成为人类对抗细菌的武器是十年之后的事情了。抗生素时代的到来，外科手术又多了一重保障，倘若在 1922 年就有青霉素了，也许霍尔斯特德就能从那次胆道术后肺感染中挺过来，再活一个十年也未可知。但人生七十古来稀，霍尔斯特德留给这个世界的已经足够多了，比如他为美国训练了 17 位外科总医师，这其中最著名的一位就是后来被称为现代神经外科之父的哈维·威廉姆斯·库欣（Harvey Williams Cushing，1869—1939）。

  神经外科历史的独特性在于，它是临床医学中为数不多的一门可称为古老又年轻的学科，说其年轻乃是因为神经外科的独立及成熟还是较晚近的事，说其古老是因为其最初的起源甚至远在飘缈的史前岁月。由遥远的史前岁月遗存至今的骷髅头骨，往往令人联想到昔日阴森的鬼火、死亡的恐怖与神秘，但对于古病理学家来说，这也是开启原始医学神秘面纱的重要线索。

2015 年 2 月，吉林大学边疆考古研究中心的科研人员在对小河墓地的古人口学进行研究时，采集了 130 具人骨。发现了一例比较典型的接受了颅骨环钻手术的女性个体，这具女性人骨来自 3500 年前，年龄在 40~45 岁之间，头部有一个直径约 6 厘米的圆形钻孔。据研究，颅骨环钻术曾盛行于许多部落，早在 10 000 年前的颅骨上就能找到这种钻孔，欧洲、北非、俄罗斯、玻利维亚、加纳利群岛以及秘鲁等地都发现了有这种环钻术特征的古代头颅，在法国的一处公元前 6500 年的考古遗址上，科学家研究了 120 个史前人颅骨，其中 40 个有环钻术的痕迹。

这些钻孔代表着什么？难道真的是史前人类进行的某种手术？还是作为诅咒或巫术的一部分施加于人的刑罚？人们是在何种情况下接受的这类操作？钻孔之后是直接死掉了，还是又活了一阵子？又或者，如果这些钻孔是在人死后的头骨上操作的，那又有什么稀奇的？乐观一点猜测，这可能说明人类在很古老的年代便已掌握惊人的外科技术，可以用某种尖锐的石头在颅骨上打孔，切取部分颅骨。可能的方法是大致沿着圆形的边缘钻出一系列小孔，等这些小孔围成一个圆时，就可以撬开移除这块骨片——想象一下我们是如何撕取邮票的。

1865 年业余人类学家以法莲·乔治·斯奎尔（Ephraim George Squier，1821—1888）第一次向人们展示他从秘鲁获取的一个原始人颅骨，上面有一个清晰的孔洞，而且在洞的周围有新骨生长愈合的痕迹，也就是说，这个孔钻完之后，这个人至少存活了一段时间。古病理学家们又陆续对其他骷髅遗迹进行考察，他们惊讶地意识到，这也许是在当时非常常见的一种操作，但这是治疗意义上的脑外科手术吗？我们有理由认为，这些手术更可能来源于巫术观念而非治疗目的。远古的人们认为，有些疾病是由魔鬼造成的，通过钻颅术可以给"魔鬼"打通一条出路，逼出魔鬼之后，病人自然就会好了。但有可能他们在施行这些手术时无意中发现过其实用意义。比如头痛、惊厥或者疯癫时，环钻术后，病人的症状减轻了。我们还不知道当时是否有办法在操作时缓解疼痛，有证据显示，有时候这个操作刚开始不久就中断了，估计是实在太疼了。

公元前 1800 年，古埃及的史密斯纸草文就有关于脑外伤方面的记载，古希腊希波克拉底文集中也记录有颅骨环钻术，他还观察到头部的一侧受到打击时可伴随对侧的肢体抽搐和瘫痪，他指出颅脑外伤合并硬脑膜撕裂的预后较差，这些详细的观察记载即使在今天看来也很令人钦佩。从文艺复兴时代以后的几百年间，当外科医生面对一名头外伤病人时，究竟如何处理，颅骨钻还是不钻，也引发过巨大的争论。

由于脑结构和功能的复杂，医学界关于脑部的认识过程也极其缓慢，在相当长的一段时间里，人们甚至不知道大脑的不同区域有不同的功能定位，直到 19 世纪 60 年代，才有医生对这个观念提出挑战，1861 年法国外科医生皮埃尔·保罗·布罗卡（Pierre Paul Broca，1824—1880）收治一名濒死的男病人，此人在 21 年前曾突然丧失语言功能，该男病人在入院后第 6 日死亡，尸检发现其左侧额叶第二和第三脑回的后半部有病灶存在。半年后布罗卡又遇到第二例类似的病患和尸检机会，由此布罗卡构想出人类的语言中枢位于大脑左额叶后下部——额下回后部，从此创造了神经定位的概念。因这个部位损伤而出现的失语现象就被命名为布罗卡失语，而布罗卡最早发现并定位的额下回后部也被称为布罗卡区。

很显然，神经外科作为一门独立的学科也只能在 19 世纪末神经病学、麻醉术、无菌术发展的基础上诞生。

神经外科先驱格拉斯哥皇家医师学院（Royal College of Physicians and Surgeons of Glasgow）的外科教授威廉·麦克文（William Macewen，1848—1924）是李斯特的学生，他一向支持李斯特的无菌手术原则。1879 年，麦克文在英国格拉斯哥第一次正式进行开颅手术，他为一名病人成功切除了左前颅凹扁平状脑膜瘤，获得了良好的效果；1881年他为一例脑脓肿病人行开颅脓肿引流术获得成功；1888 年他又成功地施行了两例慢性硬膜下血肿清除术和第一例椎板切除减压术；1893 年报道了治疗脑脓肿取得的成绩，他在颞骨鳞部钻颅，暴露切开硬脑膜，将硬脑膜翻向一侧，采用空心针对脑脓肿进行定位并扩大隧道，在第一钻颅口的下方再次钻颅并切开硬脑膜以便对口引流，然后彻底冲洗，并在各切口撒布一层厚厚的硼酸粉。

李斯特的外甥里克曼·约翰·戈德利（Rickman John Godlee，1849—1925）也在 1884 年将无菌术用于神经外科，对脑肿瘤定位后进行了切除。病人为 25 岁男性，临床表现为左臂进行性无力和左侧肢体抽搐，戈德利在中央沟处采用钻孔开颅，打开硬膜后发现胶质瘤位于脑表面。该肿瘤切除术后的 21 天里，病人生存良好，但后来病人出现脑疝，在术后第四周死于脑膜炎。该病例在当时的英国引起巨大轰动，麦克文等人均参加了病例讨论，一致认为脑部肿瘤的切除手术是可行的，并提出了手术指征。同时参加该讨论会的还有在当时的医学界与麦克文并驾齐驱的另一位英国人外科医生维克多·亚历山大·哈登·霍斯利（Victor Alexander Haden Horsley，1857—1916）。1887 年霍斯利第一次行椎板切开椎管内脊膜瘤切除术获得成功；1889 年他首先倡导了半月神经节后根切断术治疗三叉神经痛。遗憾的是在第一次世界大战中，霍斯利随军服务远征中东，不幸于 1916 年中暑身亡，享年 59 岁。

霍斯利的善良、谦逊和慷慨使他赢得病人、同事和学生的敬重，他虽生于权贵之家，却致力于改善平民的生存状态，为妇女争取选举权，力促医疗改革，为工人阶级提供免费医疗。他的睿智和精力、他精湛的手技和对社会发展的贡献，使其无愧于"神经外科先驱"这一称号。

后人评价近代神经外科的初创时代总结道：近代神经外科诞生于1870—1890 年间的英国，主要应归功于麦克文和霍斯利。在 19 世纪末

20世纪初，神经外科学面临着种种困难，诸如手术器械的短缺、手术经验的不足、术前术后处理不严密、术后严重脑水肿及颅内感染，凡此种种，几乎要将神经外科这个外科界初生的婴儿扼杀在襁褓之中，以1898年斯塔（Star）医生报告的84例脑瘤手术为例，其中大脑肿瘤死亡率达50%，小脑肿瘤死亡率竟达80%。

如此高的死亡率在今天是不可想象的，这些残酷的事实是神经外科史上充满悲壮与忧伤的一页，但神经外科领域的拓荒者们在痛苦、死亡与失败面前并没有停下脚步，而是不断地在艰难中探索，这一探索过程是如此之曲折复杂，以至于后人甚至难以将这段历史完整重现。当此之时，神经外科要解决的最基本的问题是：如何开颅？如何止血？如何关颅？窥一斑而见全豹，我们且不妨先从这几个问题的解决过程入手，看看柳叶刀是如何进入颅腔的。

不难理解，打开颅骨的骨瓣是进入颅腔的必需，这显然要比仅切割软组织难得多。巴累曾设计了一种围绕一固定点旋转切割刀可制造圆形骨瓣的器械，后来又有改进，但这种方法有时不能全层切口颅骨，还可能伤及硬脑膜。霍斯利开创的方法最为简捷实用，因此一直沿用至今，即在切口线上的颅骨适当几个位点钻孔，然后用锯锯开颅骨。随后，又有人设计了相应的线锯和导板以及专门用于钻孔的便携马达，从而使开颅变得十分快捷。

库欣是继霍斯利之后又一位神经外科的巨匠，对于快速开颅，库欣有不同的观点，他认为电动工具可能失控而导致脑组织损伤，所以他推荐使用手摇钻钻孔，再插入导板保护脑膜，然后用线锯将两孔间的颅骨锯开。

由于头皮有丰富的血液供应，因此头部手术的止血有其特殊性。也许有人经历过简单的头皮裂伤，那一定是难忘的经历，其出血速度可以用"涌"来形容，远不是别处的出血以简单的按压就能自止，通常需要到医院的急诊外科进行缝合。我在外科实习时，曾接诊一个刀伤的病人，身中17刀，医院里好几个科室医生一起进手术室进行抢救，但由于该病人较健壮，腹部的两刀根本没有砍进腹腔，而且到我们进入手术室时，虽然切口很长，但早已不再出血。而头部就不同了，我们从头到脚好几个科室的医生拖鞋底下沾的血，几乎都是由头皮裂伤的断面喷涌出来的……这个病人当时已有失血性休克，估计大部分是由头皮裂伤出血导致的。

　　头皮止血技术起源于 19 世纪末，并形成当今止血技术的雏形。早期曾采用过切口外周的头皮连续缝合的方法止血，后期再拆除，还有人提倡在头皮切开前，头皮大血管予以结扎，颈动脉显露，必要时加以阻断。库欣采用的方法是，在切开头皮时，助手用手指紧按切口之两侧压迫血管，切口尽可能一刀切至帽状腱膜下层，立即将血管钳夹在腱膜上，利用血管钳之下垂重量压迫头皮以止血，这一方法使头皮软组织部分很少出血，效果优于以前任何一种方法。但这就需要成捆的血管钳，特别是皮瓣上的血管钳相当笨重而且妨碍操作，人们就设计较轻便的器械来替代，直到 1936 年冬 Raney 弹性头皮夹的出现，这一问题才得到了较好的解决。

　　颅腔所以难进，自然远不是头皮这一重障碍，解决了头皮出血的问题，紧随而来的则是更为棘手的颅骨出血的问题。早期在开颅手术中，曾经使用过现在看来非常奇葩的东西来止血，比如碎木头屑、棉花、羊毛，甚至还使用过象牙屑——幸亏象牙屑止血未能成为常规，否则大象灭绝的速度就更快了。所谓病急乱投医，但人们急切地想解决一些棘手的问题时，真的是什么手段都有可能尝试。1886 年，霍斯利开始使用骨蜡止血，这一问题便迎刃而解并沿用至今，神外无霍斯利，万古如长夜，一代宗师，自然是出手不凡。

　　头皮、颅骨的止血问题解决了，最关键的问题出现了——颅内止血。

　　脑组织出血了怎么办？为了解决这一问题，人们先后采取的办法包括用烧红的针烙，对环绕病灶的大血管进行结扎，用可吸收棉片轻压，U 形银夹及钛夹，电凝，收敛剂，纤维蛋白……神经外科开创阶段，大量先驱做了可贵的探索，以对神经外科的贡献多寡而论，库欣无疑是这些前辈中的翘楚。

如果说近代神经外科诞生于 19 世纪末的英国的话，那么神经外科的发展与成熟则无疑是在 20 世纪初的美国——这主要是因为库欣的贡献，他是一位杰出的神经外科手术技术革新家，也是美国神经外科的创始人。早在 1917 年他就首先提出：神经外科手术操作原则，必须手法细腻，止血彻底，要尽力保护脑组织等。从这些原则中我们可以很明显地看出霍尔斯特德外科原则的影子——精细操作，不求速度。库欣在垂体肿瘤、听神经瘤、脑膜瘤和颅脑损伤等方面的研究举世闻名，先后处理脑瘤 2000 多例。到 1915 年，他的手术死亡率已下降至 7.3%~8.4%，与其同时代的外科医生则介于 37% ~ 50%。

他首先设计了用小夹夹住帽状腱膜外翻止血；与弟子肯尼斯·麦肯齐（Kenneth Mckenzie）发明、设计了用于控制脑部血管出血的银夹，并设计了相应银夹钳、银夹台；他与物理学家 W.T. 博维（W.T. Bovie）合作，创制了高频电刀及电凝，并证明了电凝技术在切除脑肿瘤时的止血作用；他首先提出了术毕要缝合硬膜与帽状腱膜，从而减少了创口的感染和渗漏，上述原则迄今仍为神经外科界所遵循。在 100 年前简陋的条件下，做出如此巨大的成就，实属难能可贵。他在遗嘱中要求在他的墓志铭中刻上"第一个帽状腱膜缝合者长眠于此"，可见他对自己的这一贡献深感自豪。

尤其是库欣离开霍普金斯医院之后，在哈佛大学布里格姆（Peter Bent Brigham）医院创立的美国神经外科医师中心为世界各国神经外科医师的培养及神经外科的发展做出了杰出的贡献。像他的导师霍尔斯特德一样，库欣也是一位伟大的导师，桃李满天下，高足甚多。在第一次世界大战之后，经他培训的神经外科医生除美国外，还有比利时、加拿大、罗马尼亚和英国的不少神经外科医生，他们大都成为本国神经外科的带头人。

库欣在神经外科方面的贡献可谓伟大，但就是这样一位巨人，其心胸却并不像霍尔斯特德那般宽广，他并不愿意看到自己被后辈超越。库欣与其最著名的弟子沃尔特·爱德华·丹迪（Walter Edward Dandy，1886—1946）之间的恩怨纠葛足以让人窥见这偏狭的一面。我们在前面回顾麻醉起源的部分曾提到伟大的化学家戴维晚年认为最大的发现是一个人——法拉第，但其实戴维对青出于蓝的法拉第后来巨大的贡献十分嫉妒，做了很多对法拉第不利的事，甚至暗地里指责法拉第剽窃，给法拉第的积极性和探索精神平添了一段磨难。历史总是惊人的相似，在库欣与丹迪这一对师徒之间，也上演过一段几乎一样的纷争。

丹迪聪明过人，在密苏里大学医学院求学期间成绩没有低于 A 的，毕业前他写信给霍普金斯大学医学院院长，希望能够在那里继续他的医学教育，密苏里大学的推荐信和他本人的优秀成绩帮助他进入了霍普金斯大学医学院。在学业结束时，他在解剖学和外科学上的能力引起了库欣的注意，丹迪也久仰库欣的大名，丹迪求见库欣之后开始在后者的实验室工作，一年后任库欣的住院医师，随后相处的过程中两个个性迥异的人之间发生了许多不愉快的冲突。

1910 年库欣接受了哈佛大学教授的聘书，被拟聘为将要成立的布里格姆医院的外科主任，临行前库欣找到正在实验室的丹迪，询问他脑积水实验方面的情况。丹迪出示了部分材料，库欣却把这些材料放进了自己的手提箱，丹迪把这些材料又从手提箱里拿出来，并宣称这些成果是自己的。库欣当然很生气，离开实验室前，对丹迪说，这些材料没什么了不起。冲突的结果是，在 1912 年库欣即将正式去哈佛大学任职时，只是简单地通知丹迪不必随他去波士顿了，因他的离开，霍普金斯医院也将取消他名下的医生职位……这等于是丹迪的饭碗立刻成了问题。正是祸不单行的日子，这年夏天霍尔斯特德也离开了霍普金斯医院，当时的医院主管对丹迪说，目前医院没有他的位置了，只能看明年霍尔斯特德回来后，他是否能投在其门下工作。

霍尔斯特德对丹迪的才干早就有耳闻，因此待其回归后，直接将其招致麾下，继续支持他的神经外科实验研究。丹迪出色地完成了脑积水的实验研究，确认了脑积水的成因和分型，这让霍尔斯特德大为赏识，他认为这应该是丹迪最好的成绩了，不会有人能够在一个领域里接二连三地取得重大突破。但后来的事情证明，即使伟大如霍尔斯特德这样的慧眼伯乐，也低估了丹迪才华，脑积水的研究只是他一生当中重大学术贡献之一。

1916 年，丹迪又开展了松果体切除的研究，证明了实验动物在切除松果体后不会出现性早熟或精神早熟。1917 年丹迪多次观察到颅脑损伤后产生颅内积气的现象，产生了将空气直接注入脑室进行诊断的联想，他大胆实验，于 1918 年发明了"脑室空气造影术"，并在《外科学年鉴》（*Annals of Surgery*）杂志上发表了论文，名噪一时。

空气脑室造影是向人的侧脑室或蛛网膜下腔注入气体，可使脑室系统在 X 线片中显示出来，从而大大提高了脑部病变的定位诊断，使手术成功率倍增，死亡率及致伤率大为下降。库欣的助手霍拉克斯·G（Horrax G）对丹迪的这一贡献非常赞赏，他说，这种诊断方法不仅能对目前不能定位的脑肿瘤做出明确诊断，还能对许多位置不明确的颅内新生物精确定位，从而给病人带来治疗机会。当时还有人评价说，这是神经外科最伟大的发明。但库欣对此事的反应却反常奇怪，他没有立刻采用这项新技术，反而在学会上批评了丹迪的数据，他在给丹迪的信中说："你不要对这项技术的重要性过于夸张，以免使人们对其期望太高，在当下，从事外科工作就像双眼被蒙了黑布。"丹迪对这些指责直截了当地反驳道："所有的脑肿瘤的定位都没有失误，您纠缠的只是细枝末节的东西，目的只是想把水搅浑。"这一年，32 岁的丹迪头一回让库欣见识了什么叫后生可畏，库欣的不认可并没有阻挡这项技术的推广，世界医学界很快认可了脑室空气造影术，这样的青出于蓝难免让库欣心里泛酸，但更严峻的挑战还在后面。

在库欣的时代，听神经瘤的手术治疗本是其拿手好戏，他在 1917 年率先提出听神经瘤的囊内部分切除术，并被广泛认可。在库欣之前企图全切除听神经瘤的手术死亡率高达 80%，库欣认为根治性的全部切除太危险，他的术式使死亡率降低为 10%，但由于该肿瘤的囊壁并未被切除，所以肿瘤会复发，术后 5 年死亡率高达 56%。1921 年，库欣一手调教出来的高徒丹迪却开展了全切除术，他用改进的手术方式，先行囊内切除，再将包膜仔细的剥除，并不损伤重要的神经组织，完整切除毕，原本被肿瘤挤压移位的组织恢复原位，治疗效果更好。至1925年他共完成5例这样的手术无一例死亡，后来这一术式取代了库欣的囊内切除成为听神经瘤的标准术式。

这意味着什么？丹迪在这一领域的技术已经彻底超越了自己，后浪彻底把前浪拍死在沙滩上了。懊恼的库欣写了一封气势汹汹的谴责信，这让丹迪感到很受伤，他回信说："您对后起之秀的嫉妒，意味着故意伤害牺牲别人，这将在很大程度上玷污您的荣誉，与您的身份极其不符，令我无限伤心的是，那个对我进行迫害的不是旁人，正是对我恩重如山的授业恩师，被我奉为楷模的同道，人称现代神经外科一代宗师的库欣……"

美人迟暮，英雄末路，都是人生难免的遗憾，在一封库欣没有发出的信中，我们看到了这样的文字："每个人都知道你曾是我的学生，他们当中的大多数都认为你已经远远地超越了你的老师……"这真是像极了戴维晚年说自己一生最大的贡献是发现了法拉第——那个被他多次迫害的法拉第。1922年库欣在一次讲课中说道："时至今日，在整个外科领域，最令人感到欣慰的就是成功地切除脑膜瘤还能令病人的功能恢复良好，那些术前就能做出正确诊断的病例尤其如此（作者注：并不是每一位外科病人手术前都有明确诊断，有些仅能判断出需要手术，确切的诊断是在手术后才明确的）。困难显然是极大的，有时是很难克服的，虽然还有许多令人失望的结局，但相信下一代神经外科医师会毫无疑问地做出重大的突破。"

很显然库欣并没有做到知行一致，难道他所期望的下一代的超越是指在他死后？库欣是何等人物，对于这位如此出色的弟子将会在医学史上获得怎样的评价他不会意识不到，但人性的偏狭还是让他没能公正地对待丹迪，这一对师徒，这一对神经外科史上的巨擘，终究没能化解这段恩怨。

1941年2月22日，在霍普金斯大学65周年的纪念大会上，丹迪被授予肖像荣誉奖，当一位同道将其画像送上大会主席台时，深情地回顾了他在专业生涯中的辉煌成就："丹迪对所有现代知识都心存疑虑，并在这种强烈的求知欲望下不断对事物提出新观点，他敢于挑战困难，百战百胜。

他的想象力是如此活跃、丰富，其成功的秘诀是勤于思考。每当灵感出现于脑海，他就凭着执着的信念和百倍的努力去付诸实践，他在神经外科技术方面的贡献，至今令人难以望其项背，他具有的创新思维和天赋，给我们大学平添了不少光彩。"

至此一阶段，神经外科的历史才刚刚完成艰难的开局，柳叶刀攻入颅腔，日臻完善，虽代价惨重，但战果辉煌。当然神经外科的范畴不只是进入颅腔这么简单，神外也不仅仅指脑外，其领域远比字面意义上的脑外要广得多。神经系统的组织包括脑、脊髓、周围神经及自主神经组织四部分。此外，它的外围结构如头皮、颅骨、脑脊膜、脑垂体及供应这些结构的血管也与神经外科的工作有千丝万缕的联系，这些组织的先天畸形、创伤、炎症、新生物、代谢营养障碍退行性变等再诊断与治疗时都需要用到神经外科的方法。神经外科的复杂性，决定了征服这一领域疾病必然是一个极其艰巨的医学任务，这一使命不可能由几个天才人物或几代医生就能完成。

现代神经外科的发展，在很大程度上与物理学、放射学、计算机学、生物学等多学科的综合发展是分不开的。尤其是影像学的进步对神经外科的发展的意义更是重中之重，回想在丹迪创用脑室空气造影术之前，外科医生对神经系统疾病的定位诊断只能根据神经解剖生理知识分析病人的症状和体征，以此来推断病变的部位及涉及的范围，这只能称为临床定位诊断。现在，还有谁敢只经过这种定位之后就贸然开刀？诚然，这种定位方法随着临床知识及经验的积累和神经解剖生理学知识的不断丰富，正确率也在提高。这是神经外科的基本功，不可尽废，但由于来自医患双方主观因素的影响，这种诊断出现偏差难以避免。定位有误意味着什么？意味着在一个手术切口里根本看不到病变，意味着"失之毫厘，谬以千里"……甚至在丹迪时代，已经有了脑室造影技术，这样的失误也还会有，比如丹迪曾诊断两例隐性小脑肿瘤，结果手术时发现并无肿瘤存在。这种事在今天的外科医生看来，绝对是噩梦中的噩梦，但在当时，这样的失误却难以避免。

在 20 世纪 30 年代继丹迪创用的脑室空气造影术之后，又出现脑血管造影技术，再加上原有放射学检查的不断发展，使神经外科定位诊断的准确性显著提高。随着此阶段手术技巧的进步，手术成功率及各种疾病的治疗效果都有提高，手术的范围也逐渐扩大。但这些诊断都有侵袭性，难免给病人带来伤害，此时，距离我们最熟悉的 CT 等检查还有 40 年。

X 线检查的突破具有二维空间性，这会导致医生在阅片判断病情时过于主观，因此必要时需要从片层结构中分离出组织片段，这种方法叫 X 线断层摄影术。但人们不可能完全去除其他组织的片段，即使令射线平行地照射到需要检查的部分使射线从一个边缘到达另一个边缘，图片的对比度也减小了。

这个问题在理论上的解决出现在医学领域之外。南非裔美国人艾伦·麦克劳德·科马克（Allan MacLeod Cormack，1924—1998）当时是美国马萨诸塞州塔夫茨大学的物理学院教授，他认为这个问题本质上是数学问题。在已知 X 线吸收平均值的基础上，重要的是描述每个独立切片部分的 X 线的减弱情况。1963 年和 1964 年他在两个科学刊物上发布了研究结果，阐明了 X 线照射后重建交叉组织的原理，提出了由电子计算机操纵的 X 线断层照相诊断技术的理论和设计方案。科马克当时就预言这一技术必将在医学领域有广阔的应用前景。

但遗憾的是由于当时计算机在全世界的总量尚不多，这一研究结果最初并未引起医学界的关注。一个如此有价值的理论却没有立刻被医学界捕捉到，在今天看来多少有点奇怪。事实上，科学技术发展到了 20 世纪以后，已经没有什么人可以在所有的专业领域里自由纵横了，不同的专业之间都隔着万丈沟壑，一个即使再有现实意义的理论，若没有合适的人将其与医学实践联系起来，也只能被束之高阁。还好，这个理论并没有被搁置太久。

1969 年英国米德尔塞克斯郡的电子与音乐工业公司（Electric and Musical Industries Ltd，EMI）的戈弗雷·纽伯尔德·霍恩斯菲尔德（Godfrey Newbold Hounsfield，1919—2004），根据科马克的这一设想，研制出了世界上第一台电子计算机 X 线断层扫描仪，即 CT。到了 1976 年霍恩斯菲尔德最初的想法和应用 CT 进行临床脑部扫描已经被很好地实现。利用密度造影原理，将颅脑结构按不同密度划分为不同的 CT 值，可明显区分脑室、脑白质、脑灰质等不同结构；经静脉注入造影剂后，可使脑瘤得到强化，显示出清晰的轮廓及其周围脑水肿。CT 的出现使得过去诊断脑瘤所必需的气脑及脑室造影大为减少，脑血管造影亦略有减少。CT 检查过程中，病人不会感到任何不适，只需仰面躺着，这就使得原本因病非常虚弱的人进行检查成为可能。这一重大创新，将神经外科诊断与治疗水平提高到前所未有的高度。1979 年科马克与霍恩斯菲尔德获得了当年的诺贝尔生理学或医学奖。

就在 CT 技术刚刚开始在临床应用不久，另一项影像技术也在悄悄孕育。1952 年的诺贝尔物理学奖授予了瑞士物理学家费利克斯·布洛赫（Felix Bloch，1905—1983）和美国物理学家爱德华·米尔斯·珀塞尔（Edward Mills Purcell，1912—1997），因为他们二人分别独立地发现了磁共振现象，并将该原理用于生物实验。磁共振现象为成像技术提供了一种新思路，如果把物体置于磁场中，用适当的电磁波照射它，然后分析它释放的电磁波就可以得知构成这一物体的原子核的位置和种类，据此可绘制出物体内部的精确立体图像。水是由氢和氧原子构成的，当氢原子核暴露于一个强磁场时，它的能量开始改变，在脉冲之后，当原子核回到先前的状态时，一个共振波便被发射出来，这样原子核震荡的微小变化就可以被探测到。通过先进的计算机程序，可以创建一个反映组织化学结构的三维图像。由于人体内各种不同组织的水和脂肪等有机物的含量不同，许多疾病会导致这种水分的变化，同一组织中正常与病变环境下质子的分布密度不同，因此对人体中氢原子分布状态进行研究，以组织的二维三维高分辨率图像加以显示，这种变化恰好能在磁共振图像中反映出来，这样就可以观察到身体内的组织和器官及其病变部位的变化。

如果把磁共振成像技术用于人体内部结构的显示，就可以获得一种非常有价值的诊断工具，1972 年美国化学家保罗·克里斯汀·劳特伯（Paul Christian Lauterbur，1929—2007）发现如果在均匀磁场中叠加一个弱的梯度场，就可以使不同位置的质子共振频率产生差异，并可据此获得空间信息，1973 年 3 月 16 日《自然》（Nature）杂志发表了劳特伯的设计思想和实验结果，次年首次实现了对活体动物的磁共振，做出了第一幅动物的肝脏图像。差不多在同一时期，英国物理学家彼得·曼斯菲尔德（Peter Mansfield，1933—　　）也独立地想到了采用梯度场实现磁共振的成像方案，并成功地对用石蜡隔开的固体物质进行了成像。此后，磁共振技术在此基础上快速发展起来，并于 20 世纪 80 年代初应用于临床。2003 年 10 月 6 日，瑞典卡罗林斯卡医学院宣布，2003 年诺贝尔生理学或医学奖授予劳特伯和曼斯菲尔德，以表彰他们在磁共振成像技术领域的突破性成就。这项技术的发明用一种精确的非入侵的方法对人体内部器官进行成像，使得人类能够清楚地看见自己体内的器官，为医疗和科学研究提供了非常便利的手段。磁共振技术在神经外科疾病诊断中弥补了 CT 的不足，对脑血管病变特别是脊髓病变显示了极大的优越性，由于其病变能从多方面构建图像，对当代神经外科高难手术入路设计提供很大的帮助。

　　回顾现代神经外科的创始过程，诊断方法从最初的临床定位发展到放射造影，从 CT 与磁共振成像发展到今天的单光子发射断层扫描、正电子发射断层扫描、磁共振血管造影技术、数字减影脑血管造影技术、CT 血管造影技术，神经外科的定位诊断基本上摆脱了侵袭性操作，减轻了病人负担，诊断的准确性大为提高，从而为神经外科的发展提供了最坚实的保障。

　　如果将 1901 年因发现 X 线而获得第一届诺贝尔物理学奖的威廉·康拉德·伦琴（Wilhelm Conrad Röntgen，1845—1923）算上，那么围绕着神经外科的定位诊断技术就是有 7 人 4 次获得诺贝尔奖。外科学的发展从来不是孤立的，它始终同基础科学的发展紧密相关，进入 20 世纪以来尤其如此，这一点在神经外科发展过程中体现得最为显著。

冲在一线的自然是外科医生，他们仍将继续进步，突破，并在每次进入一个新的领域里遇到新的困难，当这些困难不能得到解决，那么专业发展的速度就将放缓，而一旦这类问题得到解决，就可能为整个医学系统带来意想不到的影响。库欣、丹迪等大师的背影渐渐远去，他们的后辈继续沿着陡峭的曲线迤逦而行，1968 年瑞士神经外科学家马赫穆特·加齐·亚萨吉尔（Mahmut Gazi Yaşargil, 1925—　）首先开展在显微镜下进行手术操作，开创了纤维神经外科，使原来许多束手无策的脑深部的病变也难逃柳叶刀的围剿。因为这一领域的贡献，亚萨吉尔成为和库欣、丹迪一样伟大的神经外科医生。

随后介入手术、神经放射治疗及立体定向放射治疗等无创伤性的诊疗技术也开始冲击传统的神经外科各领域，无形的柳叶刀继续攻城略地要让有形的病变无可遁逃。

中国剖心录

《心外传奇》出版之后，曾有为数不少的读者问我，为什么这段历史里没有中国人的身影呢？其实，中国心脏外科的故事也非常精彩，那是一段在战火中开始的往事。

1942年发生了很多事，烽烟在人类世界各处燃起，1月1日以中苏美英四国为首的26个参加对德意日轴心国作战的国家，在华盛顿签署《联合国家宣言》，国际反法西斯统一战线正式形成。中国国民政府则在1939年12月9日，也就是"九一八"事变后的第八年、"卢沟桥事变"的第二年才正式对日本宣战。积贫积弱的中国，正经历着一场关乎民族存亡的生死考验……每当中国人回顾这段历史的时候，注意力自然会首先集中在那场战争上。但无论何种特殊的历史时期，战争都不可能是人类生活的全部，当抗日英雄的传奇故事已为我们耳熟能详之后，我们亦不妨将回望的视线注视一下战场之外的英雄。

"民国廿九年十月六日下午八时四十分……"当张超昧（1912—2007）医生的一篇文章于1942年在《中华医学杂志》上发表时，大概也未必会在中国引起多大轰动。只是当和平时代的我，无意间在故纸堆里翻拣到这样一篇文献时，不免暗暗惊叹，因为这是一篇关于心脏外伤手术成功救治的病例报告，原来我们中国人在那么早的时候，就已经可以在心脏上动刀了。时至今日，医疗问题仍为民众最为关注的领域之一，但恐怕绝少有人知道，中国是怎样在贫穷落后的基础上逐步发展完善现代医学体系的。罗马并非一日建成，中国今日所拥有的现代医学体系，也不是从天而降的，包括张超昧医生，他不可能生来就是一个外科医生，那么，这一切都是如何发生的呢？

还是从抗战伊始说起吧。1937年8月13日淞沪会战爆发，很短的时间内，有限的医院便住满了伤兵。为救治重伤士兵，刚刚从广东中山大学医学院毕业两年的外科医生张超昧就积极投入医疗工作中去了，他夜以继日地在医院里工作，将手术台视为中国医生的另一战场。他说："我不能到一线去与敌寇战斗，但我会尽最大的努力救治自己的同胞。"当此之时，国民政府意识到了保存教育火种的重要性，医界人士亦不甘几代人辛苦培育的医学教育成果付诸东流，于是大批院校、医院纷纷搬迁至远离战区的大后方。11月淞沪会战结束，上海沦陷后，满腔热血的张超昧也随江苏医学院一路辗转西行。

张超昧等人抵达成都后，旋即被成都市立医院任命为外科主任医师。当时，作为大后方的成都，各家医院里均挤满了从前线送来的重伤病员，可是由于没有足够数量的医生，许多伤员得不到及时的救治。此时，部队的医院显然更需要合格的外科医师，一纸政令，要求张超昧赴黄埔军校医院，就任黄埔军校医院的外科主任（上校军医），专门从事部队伤病员的救治工作。可此时张医师已经在市立医院工作了，市立医院怎肯轻易放人？于是，张医师不得不分身两处，一边在黄埔军校医院救治从前线撤回来的伤兵，一边在市立医院救治地方上的伤员。

就在这个时期，年仅27岁的张超昧成功地救治了一名心脏受伤的军人，在异常艰苦的岁月里，为中国医学现代化的进程，留下了值得纪念的一笔。这一手术，后来被视为中国心胸外科的开端。

那是1940年10月16日的晚上，一位河南沁阳县籍的30岁军人，因意外受辱而起杀身成仁之念。他用右手握住佩剑剑柄，将柄端顶在墙上，由前下方斜向后上方，将佩剑尖抵于胸腹部，身体猛烈向墙壁冲撞，但由于有衣服的阻挡，未能刺入。于是他第二次干脆解开衣服，以同样姿势向胸部再刺，这一回刺进了十多厘米，随后即昏迷。其袍泽兄弟发现后，立即将其送入医务所，但因其伤势太重，医务所仅迅速施以临时包扎后，立即急送中央军校军医院，当时已是晚上10点多。

这位曾参加过"八一三"上海战役甚至还可能与日寇有过近距离肉

搏①的军人，究竟因何一时想不开非要求死已不可考，但他自裁时大概不会想到能遭遇一位有起死回生本领的外科医生，令他又活了过来。因为在当时，新医学正式进入中国尚不过百余年，本土的现代医学教育也不过才几十年，别说是普通人，就算是医学界也没有多少人意识到心脏受伤也是能以手术救治的，但张超昧这位毕业于国立中山大学医学院的本土外科医生，居然有胆识和能力实施这样一次手术，实在令人称奇。

经伤情评估之后，张超昧决定开胸手术，伤者于当晚 11 点左右被推入手术室，11 点 15 分麻醉开始（当时用的麻醉方式是乙醚麻醉），十分钟后，手术开始。创口位于上腹部近胸骨剑突的右侧边缘，长约 2 厘米，宽约 3 毫米，边缘整齐。扩大创口后，可见搏动的心包（心脏之外的囊包），同时有鲜血溢出，以纱布吸干血液后（年轻的外科医生恐怕很难想象在没有吸引器的情况，仅以纱布吸干出血是个什么情景），发现心包上的切口。医生用两把镊子牵拉开伤口后，则有大量暗红色血液喷薄而出，只得松开镊子，让心包的切口自行复位，再用纱布迅速压迫止血，顷刻间，大块纱布即浸满鲜血，再加压一块纱布，还是如此。怎么办？照这样下去，这位军人恐怕很快就会殒命手术台。国难当头，每一位抗日将士都是国之栋梁，岂能这样白白死掉？可完全看不到心脏的伤口在哪里，怎么止血呢？说时迟那时快，经过短暂的思忖之后，张又以镊子将心包的创口向两侧拉开，并迅速以左手拇指及食指紧紧捏住喷血的心脏伤口，临时止住了鲜血的喷涌，随后右手握持针器，以肠线缝合左手所捏住的心脏伤口，共缝三针，放开左手手指，终于不再出血，心脏也能照常搏动。此时，张超昧才敢轻舒一口气，抬头与助手张思瑞和苏永祜对视了一眼，再看心壁上所缝合的伤口，长约 2 厘米，再以纱布吸干手术区域的血液，以肠线三针缝合心包上的创口，再次探查，确认心包以外再无其他伤口，才放心地逐层缝合关闭肌层及皮肤。手术完成时，是当夜的 12 点 20 分，手术全部用时 55

---

① 病历记载其曾在"八一三"上海战役时左手背受轻微刺刀伤。

分钟。

这位伤者在这次手术后的第十日就基本恢复了健康，又在医院内休养到 11 月 30 日就顺利出院了。这个病例后来被发表在《中华医学杂志》的第 28 卷第 2 期，直到多年以后（1982 年）兰锡纯教授在其编著的《心脏血管外科学》中还提到这一次手术，认为"这是我国心脏手术成功的第一例"。如果读者朋友们知道一直到 1981 年时，我国心脏外伤救治才报道了 41 例（31 例治愈），就会更能理解那一次手术的价值所在了。张超昧因为这一手术名动中国外科界时年仅 27 岁，那么一个如此年轻就已成就了辉煌一页的外科医生，后来又对中国心脏外科的发展做出过怎样的贡献？已经破冰开局的中国心脏外科又将如何在百废待兴的中国发展进步呢？

这些问题的揭示，势必要涉及中国的现代医学发展史，但在我们很多历史书籍中，似乎只有政权更替王旗变幻，关乎亿万中华子民生老病死的医学掌故，却甚少被提及，历史悠长繁杂，但医学的历史不应该是那个被忽略、被遗忘的侧影。

人类虽有着共同的祖先，但也早就因为迁徙而散居在五洲，很多地区都独立地发展出了本民族地区的医学，中国自然也不例外。但进入近现代以来，除了古希腊这一医学分支成功地进化为医学科学从而成为世界主流医学外，其他传统医学均已渐次退出历史舞台。但这个过程却是漫长而曲折的。尤其在中国这样一个有着悠久历史和医学传统的古老国家，这个过程更不可能一帆风顺。

相传，希腊的医学之神阿斯克勒庇俄斯在人间行医时，总是带着盘绕着一条蛇的手杖，后世的人们就把蛇杖作为医学的标志。为世人所熟知的希波克拉底誓言，首句也是向这位传说中的医神致敬："仰赖医神阿波罗·阿斯克勒庇俄斯及天地诸神为证，鄙人敬谨直誓……"

据记载，早在汉唐时代西方医学即已开始传入中国，但由于当时西方的经济文化和科学技术水平总体上还落后于中国，其医疗技术水平也与中国的半斤八两，所以西方医学对中国医学的影响不大。在 16 世纪以后，西方进入了文化科技全面繁荣的时代，人体解剖学的建立，使西方医学在理论层面有了很大发展。反观中国，古老的医学几乎没有实质的进步，在欧洲开辟新航道的热潮的背景下，西方医学对中国的渗入日渐加强。但由于当时的中国还是闭关自守的封建社会，相对封闭保守的中国文化科学体系及传统医学体系，使得仅仅初具科学雏形又仍充满中古气息的西方医学仍难以撼动中华本土医学的地位。近代以来，随着源自于古希腊这一分支的传统医学成功地完成科学转化之后，其他民族和地区的古老医学再也没有与之分庭抗礼的力量，被坚船利炮轰开国门的古老中国，也在这新一轮西学东渐的过程中逐渐见识到了新医学的力量。

1940 年的这个心脏手术的病例，因其在外科领域的开创性而得以载入中国医学史。再往前数 100 年，《中国丛报》刊载的编号为 6565 的病历被正式保存，乃是中国人的第一份病历，病人的姓名当时被记录为 LinTsillset3，这个人，就是后来被称为"中国开眼看世界第一人"的民族英雄林则徐。很少有人知道，在接纳新医学方面，林则徐也是中国第一人。林当时罹患的是腹股沟斜疝，一个如此隐秘部位的病，作为朝廷命官的钦差大臣也敢求治于洋人，由此也可以看出当时西医在中国民间已经有了一定的影响。为林则徐治病的医生，是来自美国的传教士彼得·伯驾（Petar Perker，1804—1888）。

1840 年对中国人极具特殊意义，似乎是中华民族近代以来一切苦难深重的开端，我们儿时历史课上的眼泪，怕是在提及这一年时就洒去了大半。但从积极的一面来说，这一年也是这片古老的土地汲取现代文明的开始，尽管在这一过程中充满了中国人民无尽血泪与屈辱。而我们正是在这种血泪与屈辱中步履蹒跚地学习着西方的政治经济制度与科技文化。蛇杖东传的历史，不过是这一学习过程中的一个缩影。毕竟拿着柳叶刀的洋人，并非纯粹为了到中国救死扶伤的，传教士俾德尔（Beadle）曾写道"欲在中国扩充商品销路，最好的办法是通过传教士，医药是基督教的先锋，而基督教又是推销商品的先锋，泰西大炮不能举起中国门户的一根横木，而伯驾医师的柳叶刀即大开其门"，这可算是帝国主义者毫不遮掩的大实话。

基督教传教士为落后的中国带来了先进医学是难以抹杀的史实，但其实传教士从事医疗工作原为传教开路，在中国办医院是希望用基督教唤醒沉睡的中国，只不过中国的老百姓在接受新医学的过程中，虽然遵医嘱，听劝告，欣然服药，却没有多少人觉得应同时接受他们的基督教观点。现实的中国更需要的显然是传教士的医术而不是他们的上帝，更兼新医学中固有的理性主义和科学主义等因素，被中国的知识分子阶层吸收之后，又反过来形成了对宗教的有力抵制，这恐怕是伯驾等人始料未及的事。西方传入的近代医学对促进中国健康和卫生事业有显著作用，这引起了清政府的关注，因此清廷也有意推动新医学在中国的传播。当传教士们意识到相比于借医学来传教，尚不如在中国传播医学这个目标更有意义，他们就彻底脱下法袍，换上白大褂，与宗教使命做了切割。1886年上海成立了由传教医师组建的纯学术团体"中国博医会"，从此，基督教医学传教工作就渐行渐止，中国医学也开始了现代化、专业化的伟大征程。

到了张超昧实施修补心脏手术的那一年，由伯驾创建于1835年的博济医院已治疗病人200多万，实施外科手术20多万例，因此博济医院也被称为我国的"西医院之鼻祖"。伯驾的专长本为眼科，开业之初也以治疗眼科疾病为主，但后来由于罹患各种疾病的求治者越来越多，伯驾无法统统拒绝，于是，逐渐在实践中成长为一个真正的全科大夫。伯驾在中国的行医生涯中有多项首创，比如他在1847年将麻醉术介绍给中国，这距离美国人克劳福德·威廉姆森·朗第一次在乔治亚州杰克逊县使用乙醚进行麻醉手术仅仅5年，也就是说，中国医学的现代化专业化进程，从一开始就已融入了现代医学的科学化进程之中。

在这所医院里曾走出过中国的第一位医生——关韬（又叫关亚杜，

Kwan A-to, 1818—1874），他曾服务于清军，也是中国的第一代西式军医。张之洞曾有言："西艺之医，最于兵事有益，习武备者必宜讲求。"所谓上有所好下必甚焉，中国民间在经过了最早的抵触、怀疑和观望之后，也逐渐认可了柳叶刀的神奇和西药的速效，于是蛇杖东传便水到渠成，后来竟落地生根反客为主，力压中医，亦在情理之中了。

但新医学与中国传统医学毕竟是完全不同的两个体系，蛇杖东传的过程要跨越的可不仅是两种医学之间的裂隙，更是两个文明之间的万丈深渊。想想今天的医患纠纷种种，在当年那种中西对抗、民众普遍仇洋的历史情境之下，与侵略者同一模样的洋人，在给中国人做手术的时候，该是怎样的如履薄冰、如临深渊啊，一次不经意的失误可能就是万劫不复。这期间经历了数不清的怀疑、试探、接纳、融合、抵制、反驳、论战，甚至流血冲突……堪比世间最复杂的物理过程与化学反应，关韬医生的出现，只是这整个复杂过程的一个早期步骤。

关韬开创了中国人师从洋人学习新医学的先河，他凭着自己的勤奋与天赋，逐步使西医为中国人所接受，促进了新医学在中国的传播。伯驾对关韬极为信任，在其回美国休假时，便让关韬代为主持眼科医局。关在当时是唯一能做外科手术的中国医生，声名远扬，其影响早已不限于广州，甚至曾被邀请至千里之外的四川为总督施行白内障手术。

自关韬开始，西医成为中国人也可以从事的一个行业，这样的示范效应，对中国近代科技文化的发展影响深远。因为早期中国学界不少人对来自西方的医学是相当排斥的，比如清代学者俞正燮在初次接触到事实上更精准的西方解剖学著作时，竟认为洋人与中土人结构不一样："中土人肺六叶，彼土四叶；中土人肝七叶，彼土三叶；中土人心七窍，彼土四窍""自言知识在脑不在心，盖为人穷工极巧，而心窍不开，在彼国为常，在中国则为怪也"。再如守旧绅士叶德辉曾声称："西人之论胞胎也，谓儿在母腹中其足向天，其头向地，中国则自生民以来，男女向背端坐腹中，是知华夷之辨，即有先天人禽之分"。

这些在今天看起来显然荒谬的说法，其实一直到现在也仍有衣钵传人，有关中国人与西方人体质不同之类的说法时时不绝于耳。中华民族事实上是一个善于学习的族群，自古以来就有吸收外来先进文化的传统，比如当西方数学、天文学等体系被引进中国之后，中国旧有的体系就自动隐退，任由其在中国发展，相关的中国理论也悉数成为历史陈迹，但医学的情况并没有循此先例，远比其他学科的引进复杂得多。

关韬开时代新风气之先，对于纠正中国传统社会对西方文化的偏见，引入当时先进的近代西方科学文化有着非凡的意义。但这种师徒制的传承毕竟不同于正规的医学教育，关韬能在这种情形下成才，有极大的偶然性。手执柳叶刀的关韬能划开夷夏之辨的帷幕，切除沉睡着的古老中国眼前的翳障吗？

1855年因伯驾担任美国驻华外交官，博济医院交由另一位美国传教士医生嘉约翰（John Glasgow Kerr,1824—1901）掌管。嘉约翰本想在此大有所为，但孰料风云变幻流年不利，1856年第二次鸦片战争爆发，博济医院被当地民众焚毁。类似这种洋人的医院被当地百姓焚毁的事件在当时时有发生，一切从废墟中重建，几乎等于从头再来，而且对于苦心经营的嘉约翰来说，重建将不只是医院，还有当地民众对西医、对洋人医生的信任……但嘉约翰比伯驾更具有执着的传道救世情怀，于1859年找到新址后，重建博济医院。尽管彼时第二次鸦片战争的硝烟方散，当地民众对侵略的仇恨未息，博济医院还是艰难地生存下来了，因为毕竟有许多穷人没钱治病，或以"病急乱投医"的心态冒险来试，治好了病，博济医院的名声也就口口相传开来。随着医院规模的扩大，就诊的病人越来越多，人手不足的问题也就越来越突出了，面对彼时中国四亿人口的医学需求，区区几个传教士医生和师傅带徒弟的方式培养出来的医生不过是杯水车薪。怎么办？培养人才，只有系统地训练中国人，发展规范的医学教育才是解决之道。1866 年，嘉约翰在博济医院内设立博济医校^①，这是中国最早的教会医科学校，其目标是培养中国本土的医学人才。中国近代办西医医校无疑始于嘉约翰，窥一斑而见全豹，由嘉约翰奠基的博济医校的办学历程，正是中国近代西医医校从无到有、从开端到发展的历史缩影。

西医科学进入中国，不仅带来了一种新的治病方式，还带来新的生命观，甚至一度在中国知识分子阶层催生了"医学救国"的思潮，但同时也引起了中西方文化的激烈碰撞。沉稳老道的嘉约翰，在传播以医学为代表的西方科学文化过程中，面对来自旧中国本土文化的阻力，表现出了极其谨慎的态度。以人体解剖学为例，对于向来有鬼神崇拜信仰的大多数中国老百姓来说，没有什么比挖祖坟、损人尸体更感受辱的了，解剖先人的尸体更被视作大逆不道，社会对解剖教学反对声音很大。身体发肤，受之父母，不敢毁伤，孝之始也，最极端的是，有的人即使活着的时候被洋人做了手术，切除的肿瘤泡进甲醛做了标本，死后也要托付后人把肿瘤要回来一同下葬……甚至就连近代洋务思想家、中国职业外交家的先驱郭嵩焘也认为西医解剖太过残酷，他曾感慨地说："拙哉西医! 中国之良医，亦能知人之窍穴脉络而万无一失，然不必亲验诸死人，亦未尝为此惨酷之事也，忍哉西人也!"作为开明的洋务派，尚作如是观，普天之下的寻常百姓会持什么态度，更是可想而知了，假如由"洋人"给中国人的尸身破肚开膛，则势必会在中国社会激起事变。

---

① 博济医校曾有过一位中国最有名的学生，孙逸仙。该校后来几经整合与变迁，1957 年 3 月，为纪念孙中山先生，经国务院批准其更名为中山医学院，1985 年复更名为中山医科大学，而博济医院也在几经易名之后，现称中山大学附属第二医院。

张超昧，张思瑞，苏永祜. 心脏创伤之探讨 [J]. 中华医学杂志，1942，28：52-57.

兰锡纯. 心脏血管外科学 [M]. 北京：人民卫生出版社，1985：1.

本来在中国民间就有不少洋人挖中国人眼睛、偷小孩儿心肝的谣传，在嘉约翰以前，确实有洋人因解剖中国人尸体而造成大规模暴动，并引发中外冲突。甚至直到 1918 年伍连德负责山西鼠疫防控时，也由于手下一位美国医生取走了一位鼠疫死者的肾脏，而导致医疗队的住所被焚烧，当地仇洋情绪骤起，鼠疫防控措施不能按计划实施，结果，本可控制的鼠疫在山西全境大流行，造成 16 000 余人枉死。事实上就是在西方，解剖学的发展也有颇为尴尬的历史，因为早期尸体供应不足，竟导致掘墓盗尸成为一门生意，这自然会引起公众与医生之间的冲突，1788 年在纽约、1824 年在纽黑文均发生过反对医生和医科学生的严重暴乱。殷鉴不远，身在古老中国的"洋和尚"嘉约翰自然更是不敢轻举妄动。可是，解剖向来被誉为医学众学科之冠，许多医学教育均是围绕该学科展开，解剖学的知识对理解健康和患病的身体的功能是必不可少的，因此嘉约翰一定要让中国学生有机会见习解剖，最理想的当然是由中国教师来完成博济医校的第一次人体解剖的示教，选谁好呢？最后，嘉约翰选中了黄宽（1829—1878）。

黄宽，字绰卿，号杰臣，广东香山县（今中山）东岸乡人，出身于贫苦农民家庭，幼时曾在私塾读书，后因家贫失学，1840 年 3 月 13 日，黄宽求学于美国人塞缪尔·布朗（Samuel Brown，1810—1880）主持的马礼逊学校（贫穷学生免收学费，还提供食宿、衣服与书籍）。1846 年黄宽随布朗夫妇去美国，就读于马萨诸塞州的孟松学校，这是中国教育史上的一个著名事件。一同赴美学习的还有黄胜、容闳，但黄胜因病退学归国，未竟学业。容闳则于孟松学校毕业后又考取了耶鲁大学，成为中国历史上第一个留美毕业生，是中国留学生事业的先驱，因组织了第一批官费赴美留学幼童而彪炳史册，被后人誉为"中国留学生之父"。

黄宽在孟松中学毕业后，于 1850 年转赴英国，考入爱丁堡大学医学院。爱丁堡大学创建于 1583 年，是英国最古老的 6 所大学之一，与牛津、剑桥大学齐名。其医学院于 1726 年建立，是英国历史最为悠久、最大的医学院。19 世纪中叶，爱丁堡大学的医学教育仍是世界医学教育界的翘楚，涌现出一批世界著名的医学家，如完善外科无菌术的外科医生李斯特即毕业于此。黄宽在爱丁堡医学院学习期间品学兼优，1855 年在其毕业仪式上，爱丁堡大学的著名医学家、妇产科教授辛普森发表演讲时特别提到："在你们中间，黄宽作为一位值得称道和谦逊的学生，赢得了高度评价。他所获得的奖励与荣耀给我们带来希望。我相信，作为毕业于欧洲大学的第一位中国人，他将成为西方世界医学艺术与科学的代表，将在他的国人中产生重要的影响，我确信，我们大家——所有的教授们和毕业生们都对他未来的职业和贡献充满期望，他将返回他遥远的祖国，不仅是作为一位医生，也是作为一位医学传教士。"

黄宽毕业后先在外科医院做过几个月的教授助手，同时还做过一段时间的病理学和解剖学研究，1856 年 8 月初离开英国，经历了 166 天的航行之后，于 1857 年 1 月回到香港行医。

次年黄宽赴广州，接办合信①（B·Hobson）创办的惠爱医院。1866 年他辞去惠爱医院职务，自立门户继续行医，同时协助博济医院诊疗和教学。黄宽医术精湛，尤善外科，被时人称为好望角以东最负盛名的优秀外科医师。

1867 年，嘉约翰向黄宽提出希望他为博济医校的首次解剖实验执刀，黄宽自然倍感压力之重，广州虽是长期开放之地，但尸体解剖毕竟要触犯中国人传统文化的核心禁忌。对此，从小生活在乡下的黄宽岂能不知？但

---

① 合信在蛇杖东传的过程中，也是一位举足轻重的人物，合信来华后，深感中医"不明脏腑血脉之奥"，于解剖学茫然无知，他认为这是中医的最大缺陷之一，因此他首先译介解剖学知识。《全体新论》（1851）是一部解剖学概要，先论骨骼，次述韧带、肌肉，再及大脑、神经系统和五官，然后论脏腑，对血液循环有重点介绍，最后论及泌尿器官等。全书简明扼要、图文并茂。《全体新论》刊行后，"远近翕然称之，购者不惮重价"。

黄宽亦深知解剖对于中国科学事业意义重大，是医学科学研究的基础，对国人尸体的解剖研究，关乎中国新医学教育、研究与医疗水平的提高。于是他只是稍作踌躇便决定应嘉约翰之邀亲自操刀，毅然开始进行人体解剖科学实验。这是西方医校在中国进行解剖教学较早的一次记录，属开科学风气之先。

1878 年黄宽患背痈，但仍坚持出诊为一位驻华英国领事的夫人接产，家人因其病重再三劝阻，黄宽也深知自己病重，但还是坚持要去。他说："吾疽纵剧，只殒一人，妇人难产，必戕二命，岂能以爱惜一己而弃两命于不顾耶？"最终领事夫人安全产下婴儿，母子平安，黄宽自己却病情加剧，最终救治无效，与世长辞，终年 49 岁。这对刚刚起步的中国西医学界来说，真是莫大的损失。嘉约翰评价黄宽时说："黄宽称得上是中英文化交流的一个象征，也是体现中英人民之间友谊的典范。"容闳在《西学东渐》中这样评价黄宽："黄宽之才学，遂成为好望角以东最负盛名之良外科。继复寓粤，事业益胜，声誉益隆。旅粤西人欢迎黄宽，较之欢迎欧美医士有加，积资亦富。于 1879 年逝世，中西人士临吊者无不悼惜。盖其品行纯笃，富有热忱，故遗爱在，不仅医术工也。"

虽然嘉约翰在中国行医期间，也没有忘记自己负有的传教使命。然而，嘉约翰是对中国人最友好、最不抱行医传教目的的传教士医师。除了为争取中国的医疗资源而高调呼吁，涉足包括政界在内的各界外，他一般行事低调，给中国人实实在在地办事、行医。他主张医学传教士应以医学救治病人、造福百姓为目的，认为以医学救治世人，就体现医学传教的精神。这与同时代及此前教会和医学传教士奉行行医就是为传教服务的主张，完全不同。嘉约翰在博济医院奉献了 40 年之久，直到 1899 年卸任，共诊治病人 74 万人次，割治大小病症 48918 次，在中国培养西医大夫 150 人，编译西医、西药书籍 34 种……1901 年逝世于广州，香港报章对他致以极高的评价："在华南传教士中，事业之光大，声明之崇高，未有如嘉医师者也，他深受中国民众之爱戴，是以殡葬之日，执绋者数以千计。"

在后人看来，历史的发展似乎确有规律，前进的方向亦颇为清晰，这也许跟大多数人仅仅被胜利者灌输了重构之后的历史有关，可对于历史上的当局者、当事人来说，也是如此吗？我们今天享受到了蛇杖东传的成果，可最初洋人的目的究竟为何？为传播基督教思想谋取本国利益也好，为实现个人理想与救世情怀的人生价值也罢，我们且不管当初西方列强到底出于什么样的动机，总之，这一簇医学科学的薪火，终于辗转传至中国，并渐成燎原之势。至民国成立之前，中国境内已有可达到高等教育水平的新式医学院校 12 所，据估计西医毕业生约为 600 多人，到 1933 年中国境内已有医学院校 28 所，仅当年的在校生就已达 3655 人——新医学的力量像滚雪球一样越滚越大，中国本土西医力量快速崛起。但在当时"自西学东渐，国人之习医者颇多，惟散处四方，不相闻问，既乏团结之力，复无切磋之机。"因此，在 1915 年 2 月 5 日，由伍连德、颜福庆等人发起，30 多位中国医生在上海集会，宣布成立中华医学会。建立之初的中华医学会其宗旨包括巩固医家交谊、尊重医德医权、普及医学卫生、联络华洋医界。它的出现，为我国医学事业的发展，发挥了积极的作用。同年 11 月，《中华医学杂志》在上海创刊。该杂志有中英文两个版本，1922 年其英文版开始与国外医学杂志交换。

1932 年 4 月中华医学会与前述成立于 1886 年的中国博医会举行联席会议，宣布两会合并，仍称为中华医学会。此时，西医在中国的基督教色彩已越来越淡。至此，传说中古老的蛇杖扎根中国，此后则根深蒂固日益壮大。1949 年新中国成立以后，中华医学会也将蛇杖置于会徽的正中，以昭示其不忘中国现代医学的传统与渊源。

1942 年，《中华医学杂志》第 28 卷第 2 期刊载了署名为张超昧、张思瑞、苏永祜，题名为《心脏创伤之探讨》的文章，但这篇对中国医学界有标志性意义的文章，在世界范围内却未引起太大重视，因为作为心脏外科发展前沿的美国，此时已经有医生连续为 100 多位受伤士兵取出心脏弹片全部存活的记录了，在欧洲第一次缝合心脏外伤更是早在 1896 年就完成了（当时张超昧还没有出生呢），人家实在是无须讶异这一手术。1942年的中国，尚处于民族存亡的危急时刻，落后，是全方位的，但在此种困难的情形之下，我国的外科医生没有放弃努力，仍然咬牙奋起直追、迎头赶上，这已足以令后人感到骄傲和自豪。不过遗憾的是，自这个手术之后，张超昧似乎就在中国心外科的发展史上杳无声迹了，虽然他后来的人生经历，亦不乏传奇色彩，但已经和中国心脏外科的发展关系不大。心脏外科的历史，没能继续给他以机会绽放光彩，但大业自有后来人，蛇杖既已传至东土，新生的中国西医力量将要在这片最古老的土地上，开拓心脏外科这一最富现代医学特色的宏图伟业。

如果说张超昧救治心脏外伤的创举是中国心脏外科事业的序幕的话，那么随后吴英恺实施的中国首例动脉导管未闭的结扎手术就可以被视为中国心脏外科的正式开端。

1910 年 5 月 8 日，吴英恺出生于辽宁省新民县，父亲教书，祖母多病。在长期目睹家人请各位医生为祖母看病的过程中，童年的吴英恺就立志也要成为一名医生。1923 年，吴英恺的长兄吴执中考入沈阳小河沿医科大学，这对吴英恺来说自然是极大的鼓舞。1927 年，17 岁的吴英恺未及高中毕业就考入了小河沿医科大学，中国现代医学领域一代宗师的人生传奇，就此开启。

小河沿医科大学始建于 1912 年，创建者是苏格兰基督教会青年医生杜高·克里斯蒂（Dugald Christie, 1855—1936)，医学院属英式教育规格，学制 6 年，吴入学时，所在班级 18 人，到毕业时仅剩 7 人，可见当时教学管理之严格。

1933 年吴英恺来到北京协和医院，原本在东北老家自视甚高的洋学生，到了这里却一下成了土包子。协和医院的气派和工作的紧张，都给年轻的吴英恺以极深刻的印象，在其晚年所著的回忆录中他做了如下记录：“医生个个白衣笔挺，皮鞋光亮，尤其是那些专家教授和外国护理督导员，个个威风凛凛，令人望而生畏。”

当时作为实习大夫的吴英恺，所享受的待遇即使在今天看来也是非常优厚的，24小时有服务员，每日三餐，菜品丰盛，下午4点和晚11点还有两次茶点，夏天供应冰激凌，宿舍楼有娱乐室，院内有五个网球场……与之相应的，其工作任务也是紧张而繁重的，是实打实的24小时负责制，住院医生，真的是住在医院。这样的辛苦于吴英恺却甘之如饴，曾为梦想奋斗打拼过的朋友们都应有过这种紧张忙碌而又满怀希冀的日子，理性主义者的青春，本来不就应该是这个样子吗？

只可惜，天有不测风云，旦夕祸福殊难预料，刚刚在协和工作不到3个月，吴就被发现肺部有活动性肺结核，按照当时协和的规定，工作的前3个月算试用期，中间无论因为何种原因出了差池不能继续工作，一律开除。这要是换作别人，一朝梦碎不消说，一命呜呼也是极有可能的，那个年代，肺结核还是令人谈之色变的白色瘟疫，根本无药可治。

不幸中的万幸，吴英恺的生命中遇到了当时的科主任是哈罗德·H.娄克斯（Harold H. Loucks），就在这不到3个月的时间里，吴的表现就赢得了娄克斯的赏识。慧眼识珠的伯乐认定吴是难得的外科人才，非但没有按照惯例开除他，还把吴英恺送到了西山福寿岭同仁疗养院疗养，吴英恺经过9个月的疗养，居然躲过了死神的镰刀，重返协和，重执柳叶刀。

1941年，吴英恺赴美进修胸外科，在美期间，他的进取精神和精湛医术也获得了美国专家的认可。1943年秋，进修即将期满，美日已正式交战，当时中美属于盟国，中国在美的技术人员可以选择归国或在美就业。当时，美国的葛兰姆教授诚意想挽留吴英恺，他认真地对吴英恺说："中美是盟国，你在这里工作也是对日本侵略的抵抗，你将有很好的前途。"但吴英恺却谢绝了教授的挽留："谢谢您，尊敬的教授，当自己的国家遭受别国侵略的时刻，国内迫切需要像我这样的人，我怎能久居国外呢？"

1944年，回到祖国的吴英恺在大后方重庆参与创建中央医院，并任外科主任，时年34岁。就在这一年，吴英凯即实施了中国第一例动脉导管未闭的结扎手术，为这一次手术记录绘制术中情况的是当时作为住院医生的张天惠，病人是一位 20 岁的男性。这一手术被视为我国心脏外科的先声，距美国人罗伯特·爱德华·格罗斯（Robert Edward Gross，1905—1988）的开创性手术仅 6 年。1943 年 4 月吴英恺归国之前与格罗斯曾有过一面之缘，格罗斯将 1938 年以来有关动脉导管未闭的论文单行本送给了吴英恺。

1946 年 6 月吴英恺到天津参加筹建天津中央医院，于 1947 年主持完成我国第一例慢性心包炎心包切除术。1948 年吴英恺重返协和，两年后，娄克斯返回美国，吴英恺则接棒成为外科主任，此为协和医院建院以来第一名由中国人担任的最年轻的外科主任。

1956 年吴英恺在北京黑山扈创办了中国人民解放军胸科医院，1958 年秋该院迁至北京阜成门外，此即中国医学科学院阜外医院。如今的阜外医院早已是中国心血管病专科医院中的翘楚，其心外科更是连续数年在复旦大学的最佳专科医院评比中蝉联第一。

中国心脏外科的发展过程异常艰苦，若非前辈们打下坚实的基础，就绝无可能有今日的成就，吴英恺无疑是重要的奠基人之一，另一位与其齐名的是黄家驷，此二公被北美的胸外科同行并称为中国心胸外科的"南黄北吴"。

黄家驷，1906 年生于江西省玉山县，少年时代聪颖过人，1924 年就以同等学力考入了门禁森严的北京协和医学院；1930 年获燕京大学理学学士学位；1933 年获医学博士学位，受聘于协和医院任住院医师；1935 年就职于国立上海医学院；1937 年"八一三"事件发生后，黄家驷任上海医学院医疗队的副队长，筹建伤兵医院。上海沦陷后，上海医学院内迁昆明，不愿做亡国奴的黄家驷亦随之辗转至昆明。1940 年黄家驷参加了云南昆明举行的清华大学庚子赔款留美考试，考取了 20 个名额当中唯一的一个医学名额，于 1941 年赴美国密歇根大学医学院学习。1945 年黄家驷回国开展胸外科的工作，至 1952 年，上海医学院胸外科的病床已增加至 96 张，此地因而成为提供医疗服务、培养专科人才、开展研究的基地。他的许多学生在此成才，为我国各地区胸心外科事业做出了贡献，其中的石美鑫医生，后来成为中国心脏外科最重要的先驱之一。1957年，黄家驷与兰锡纯、顾恺时筹建了上海胸科医院，这是继吴英恺在北京黑山扈创办中国人民解放军胸科医院之后，我国第二个胸心外科专科医院，黄家驷任首任院长。1958年，黄家驷被调至北京任中国医学科学院院长兼协和医科大学校长，并复建了协和胸外科。

上海与北京这两座对于新中国来说最重要的城市，也是我国心脏外科发展进步的桥头堡，最早期的诸多进步均与这两座城市有关。

1953年3月2日，石美鑫在上海第一医学院附属中山医院实施了第一例B-T分流手术。这个手术在今天看来已不值得大惊小怪，但在当年却因其开创性的意义而极具震撼力，甚至直到3年之后的又一次同类手术，新华社亦予报道，兹抄录如下：

（1956-04-22 00:00:00）

新华社上海21日电 上海第一医学院系统外科教研组副主任石美鑫在20日为一个小孩进行了一种复杂的胸腔外科手术。这种疾病在医学上叫"法乐氏四联症"，石美鑫根据医学文献采用"锁骨下动脉同肺动脉吻合术"来治疗这种疾病。这一天，他在一百五十分钟的时间内完成了这两根深藏在胸腔内部的动脉接合手术。手术施行结束以后，这个小孩的皮肤的紫色就开始减退，血压、脉搏都很正常。石美鑫在上海第一医学院担任教学和医疗工作已经十三年。在胸外科专家黄家驷教授领导下，他和教研组其他教师一起，从1946年开始到现在，共进行了各种胸腔外科手术两千次以上。石美鑫在一天中最多施行过三次大手术。他对另一种先天性心脏病——动脉导管未闭症，创造了利用普通绣花针缝合导管，再切断导管的治疗方法，治愈率达到100%，而且不会复发。

据说让石美鑫决心挑战这一手术的缘由是一次美国友人的演讲。在1945年抗战胜利后的一天，善后救济总署委派胸外科专家里奥·埃洛瑟

（Leo Eloesser）教授来到歌乐山讲学，在介绍当时世界心胸外科新进展时讲到了"B-T 分流手术"，在场的石美鑫深深地为这个精巧的手术沉迷，从那天起，他便决心要用掌握这样先进的手术，为国争光。胸心外科先驱埃洛瑟是一个类似白求恩似的人物，他在"二战"后期来华援助，上海的王一山前辈也曾跟他学过两年外科。1991 年，也就是在我国首次 B-T 分流手术后的第 38 年，那位当年接受石美鑫手术的病人已经 51 岁了，为表达谢意，特地与石美鑫教授在中山医院留下一张合影。

今天的外科医生似乎已很难想象石美鑫等前辈们在 63 年前实施这一手术时所需要面对的困难，国际社会对中国的禁运封锁，使必要的医疗器械都难以获得，否则又何至于要手动拗弯绣花针呢……就是在如此复杂艰苦的环境下，那些可敬的先驱，硬是凭着过人的智慧和火热的激情在一穷二白的新中国创造了一个又一个令后人惊叹不已的医学奇迹。

1957 年，石美鑫开展低温下麻醉心内直视手术的动物实验研究工作，取得满意效果。当石美鑫感觉已经有把握开展临床试验时，恰好有一位 21 岁的归国华侨学生前来求治，他叫叶任诚，罹患房间隔缺损，经评估后，石决定采用低温下麻醉心内直视手术的方法修补该缺损。这一天是 1958 年 4 月 10 日，当时参加手术的医生有石美鑫、万德星、林尚清、凌宏琛等，在应用低温麻醉下，石美鑫打开了叶任诚的心脏，用时 7 分 15 秒就把那个房间隔缺损缝合修补完毕，整个手术 3 小时完成。手术结束后 4 小时，病人就逐渐清醒，心脏情况较手术以前有显著好转。这是中国第一例直视下修补房间隔缺损的手术，距离美国同行首次完成该手术仅仅 6 年！但此时，美国外科界已逐渐掌握了使用人工心肺机进行体外循环的心内直视手术技术，可心肺机在当时是不可能被运进中国的，对于心外科如此关键的一步，中国人是如何迈出去的呢？

是有人带回一台……

带回心肺机的人是苏鸿熙，他出生于 1915 年 1 月 30 日，在他出生后的第六天，中华医学会在上海宣布成立，这位中华医学会的同龄人后来为中国心外科的发展做出了极大贡献。1943年苏鸿熙毕业于南京国立中央大学医学院，毕业后即赴军医署一流动野战医院工作，1944年7月征调期满回医学院报到。1944年8月至1949年7月间在中央大学医学院接受外科训练，曾跟随董秉奇主任工作学习，受益良多。1949年苏鸿熙取道海路赴美国学习，就在他离开祖国15天后，毛泽东在北京的天安门城楼上庄严宣布：中华人民共和国成立了！他是在海轮上听到的这个消息。在美学习的日子倏忽而过，他先后在芝加哥西北大学附属医院及伊利诺伊大学医院进修了麻醉及心胸血管外科。并在学习期间结识了他后来的终身伴侣杰妮。

1953年当约翰·希舍姆·吉本（John Heysham Gibbon.Jr, 1903—1973）那次石破天惊的首例体外循环下心内直视手术临床应用成功后，苏鸿熙敏感地意识到，这将是外科史上的重大事件，一定要掌握这项技术向国内引进。于是，已经有了较好胸外科基础的他，开始有意重点学习这方面的技术。继吉本之后，明尼苏达大学的克拉伦斯·沃尔顿·李拉海（Clarence Walton Lillehei, 1918—1999）和梅奥医学中心的约翰·韦伯斯特·柯克林（John Webster Kirklin, 1917—2004）均已开始研究使用心肺机进行心脏手术，苏鸿熙先后在这两处游学，并悄悄购置了心肺机打算在时机成熟时带回中国。

朝鲜战场上的烽火方歇，中美两国的政府关系也跌到了谷底，从蛇杖东传开始，到协和、湘雅等医院的建立，以至于中国心外科的开创发展，都与美国的帮助有莫大关系，但这样两个国家，却在"二战"结束后的朝鲜半岛上又开始一段残酷的厮杀。战场之外，手术台边又是另一个隐形战线，一边是黄家驷等人组建的医疗队，另一边是美国的心胸外科先驱劳师远征，这两边战士的战斗自然是分外激烈，两方医务人员的较量实际上也是两国医疗水平的比拼，中国的外科医生，在血与火中淬炼成长。在如此紧张的两国关系中，中国学者想回国都并非易事，更不要说还想携带笨重的心肺机了。

1956 年 9 月 15 日，苏鸿熙和杰妮举行了婚礼，也就是从这一天起，他和妻子开始实施重返祖国的计划。这对恩爱夫妻的归国之旅颇费周折，甚至一度遭到美国联邦调查局的监视和调查，苏鸿熙巧妙地与他们周旋，最后终于以赴欧洲旅游为名取得了离美签证，带着心肺机绕道欧洲辗转返回祖国。

回国后苏鸿熙选择了第四军医大学附属医院，按当时的国家规定，归国人员的回国路费全部由国家补发，所购仪器设备费用亦由官方补偿，但苏鸿熙说："这些特权我不要，我回来是报效祖国而不是做买卖的。"

解放军总后勤部首长对苏的归国非常重视，积极创造条件，配备专业队伍，以保证心脏外科临床和体外循环动物实验顺利展开。1957 年 6 月上旬，苏鸿熙应解放军黑山扈胸科医院邀请赴会交流经验，在会上作了"体外循环综述"等报告，会后又做了两次动物体外循环实验，一次是在北京协和医院，一次是在黑山扈胸科医院——这次是为军委负责科研的领导看的，以期得到他们的支持，早日进口有关设备。

返回西安后，苏鸿熙带领团队很快开展动物实验，团队成立之初，大家对体外循环这项技术几乎一无所知，在苏鸿熙的带领下，同志们边实践边学习，并通过对体外循环血流动力学、病理生理生化改变及心肌保护等研究，熟练技术操作，总结经验教训。为了进一步提高实验动物长期存活率，苏鸿熙带领研究组成员白天进行动物实验，夜间蹲守狗房，严密观察术后变化及时进行治疗。每一例死亡动物都必须进行尸体解剖。有一次，可能是工作人员偷懒，实验犬未做解剖就埋了，苏鸿熙知道后非常生气，要求他们把死犬只从土里扒出来，仔细完成尸检后才算罢休。整个团队为此付出了辛勤的劳动，最终使实验动物的长期存活率达到了 76%。此时，过渡到临床应用已成为可能。

动物实验告一段落之后，又经过充分论证和计划安排，1958 年 6 月 26 日，苏鸿熙团队决定实施我国第一例体外循环下室间隔修补手术。接受这次手术的是一个年满 6 岁的男孩刘金生，他从 1 岁起就发现患有心室间隔缺损。但在彼时国内根本无法医治，这个孩子能活多久，只能看运气了，苏鸿熙团队的研究为刘金生的新生带来了难得的机会，对于家长来说，原本必死的结局既然有可能改写，他们自然没有拒绝的道理。这次家人带刘金生进入第四军医大学附属医院，经过儿科、内科、放射科等医生仔细检查，决定应用当时最新的医学科学研究成果——体外循环，打开心脏进行修补手术。整个手术团队除了施行这项手术的主刀苏鸿熙外，还有他的第一助手蔺崇甲讲师、麻醉医师史誉吾、内科主任牟善初、儿科代理主任郦清以及有关各科医生、护士等 17 人。

当天上午 9 时，苏鸿熙打开刘金生的胸腔，但此时一个意想不到的情况发生了，在刚刚完成右心房的插管时，患儿突然出现了抽搐。此时术者开始紧张起来，就此放弃的话，就要与这次国内首例体外循环手术失之交臂，继续操作又不知是否会引起脑部并发症，好在 10 时 53 分体外循环开始工作时，抽搐停止。患儿的心肺功能暂时由机器替代，当时应用的体外循环装置即为苏鸿熙从美国带回的指压式血泵和 De Wall 鼓泡式氧合器，苏鸿熙教授等仅用了 20 分钟时间，就将心脏缺损修补完毕。到 11 时 27 分体外循环停止工作。刘金生醒来，神志清醒，面容自然。经过心电图、心肺 X 线等检查，男孩的心律正常、血压平稳、呼吸脉搏很好。手术后第二天，他就要喝牛奶、吃冰棍，还喝了半杯鸡汤。随后的恢复过程很顺利，患儿最后康复出院。

原来患儿抽搐是由于初夏较高的室温（彼时尚无空调）和厚重的手术单导致的发热引起的，虽是一场虚惊，也反映出当时的检测技术和设备条件较差，刘金生在这样的情形下也顽强地闯过了手术和术后恢复的关卡，实在是幸运之至。这个手术的成功，极大地鼓舞了国内正在心外科领域艰难探索的同行，校方收到了不少贺电贺信，此消息一经发布，一下成了中国境内 40 多家报纸的头条。1998 年，吴英恺院士在我国首例体外循环手术 40 周年纪念会上寄来书面发言："以苏教授为首的第四军医大学心脏外科于 1958 年 6 月成功地完成了我国首例体外循环下心内直视手术，这在我国心脏外科发展史上是一次具有里程碑意义的成就，有了体外循环这个基本条件，心脏外科才得以安全地在直视下进行细微可靠的技术操作，许多先天性、后天性心血管病才有了根治的可能。"

星火可以燎原，星火也不止西安这一处，仅仅在这次成功的手术之后不到一个月，上海就又"放了一颗卫星"。

1958 年 7 月 12 日上海胸科医院的顾恺时成功地实施了体外循环下心内直视右心室流出道狭窄切开纠治术。重要的是，这台鼓泡式人工心肺机是国产的，先于苏、德、英、日、法等国而创制。只要对中国历史稍有涉猎的人就应知道，1958 年的中国政治经济条件是什么样，而我们的先驱居然在如此落后的情况下完成这样的创举，实在令后人钦佩。

顾恺时，1913 年 1 月出生于江苏启东医学世家，其父顾南群毕业于日本爱知医学专门学校，归国后创办南洋医院与南洋医科专门学校。受家庭影响，顾恺时于 1931 年考入国立上海医学院。毕业后，他先后在中山、华山医院从医，后到南洋医院任职。1947 年赴美国梅奥医学中心研修外科，1948 年转入哈佛大学麻省医院进修，师从 R. 斯威特（R.Sweet）教授。1949 年顾婉拒导师的请留，毅然回国，起初任南洋医院院长，1955 年 12 月 30 日，顾恺时经医院董事会同意，向国家提出医院改公立申请。1956 年 2 月，医院改为公立，后改名卢湾区中心医院。1957 年起顾恺时任上海市胸科医院副院长兼胸外科主任。

上任之初他就走访了上海医疗器械厂，提出建议，双方合作研制人工心肺机，但在当时，既没有资料又没有样机可借鉴，这一切谈何容易？他与邓振秋工程师一起琢磨与推敲着机器的雏形，精心筹划，步步推进，终于在 1957 年 9 月制造出我国第一台人工心肺机。但实验条件异常艰苦，连实验需要的氧气瓶也无卡车运送，不得已时，甚至需要顾恺时带着两个数百斤重的氧气瓶，坐在三轮车上送到离医院 5 公里外的动物实验室。开始阶段的动物实验出师不利，10 只实验用狗经体外循环手术之后相继死去……把机器的垂屏式氧合器改为鼓泡式氧合器，实验犬只还是不断死在手术台上。后来顾恺时发现许多纤维蛋白沉积在人工心肺机的管道上，堵塞了动物心肺等重要的微小血管，他立即和助手们一起研制出了一个性能良好的不锈钢过滤器，纤维蛋白被滤掉了，实验狗的微小血管保持了畅通。一年多来前后经过3次大修改，又63次动物实验，才取得了实验动物长期存活的成果，实验获得了成功。

1958年7月12日，12岁的患儿顾永贞，在上海胸科医院接受了体外循环下心内直视右心室流出道狭窄切开纠治术，这台国产心肺机首次临床应用获得成功，经受住了考验。

1959年又一款垂屏式氧合器与滚轴泵结合的静立国产心肺机投入临床使用，这款机器此前已经过1年多191次的动物实验，1959年9月21日上海中山医院开始第一次临床应用，为一个11岁患先天性心脏病的男孩陈平秋成功地施行了直视心脏内手术。在随后的10个星期里，经体外循环直视修补的11例手术病人，有9例获得存活。使用这一装置，石美鑫团队于1959年12月行法洛四联症根治手术。

至此，中国心脏外科开始步入正轨，到1959年底，在全国13个省的30家医院里，已实施心内直视下的手术上百例，其中大部分是在上海和北京实施的。在当时，体外循环是我国医学科学重点研究项目之一，上海无疑是这一领域的研究重镇，仅上海市参加这项研究工作的单位就有市立第一人民医院、广慈医院（现瑞金医院）、第二军医大学附属医院、胸科医院、中山医院、仁济医院、上海医疗器械厂等。

往事悠悠，当今天的人们回望1958年之后的那几年，脑海中涌现的词汇可能更多的是大跃进、饥荒之类，又有谁知道，有那么一群医生在这样复杂的政治环境、落后的工业和经济背景下，还做着这样一番艰苦的探索，路上不但困难重重，还要时时承受各方面的压力。以我国体外循环设备研究先驱叶椿秀的回忆为例，他们当时为了测定动物机体氧耗与流量、转速与流量的关系，以及测定机器的稳定性，共计进行了400余条狗的实验，这400余条狗在今天似乎不值得大惊小怪，但正值大跃进、饥荒的年月，自然要遭到反浪费的批判，又兼"红、专"大辩论的社会环境，叶椿秀等人也被批判"只专不红"，倘若上面的领导稍一软弱，没有顶住压力给予支持，研究小组的命运就很难说了。1961 年，上海医疗器械厂试制的 40 余台上海Ⅱ型心肺机进入市场后很快就销售一空，1964 年，上海Ⅱ型心肺机在全国工业新产品展览会上获轻工部一等奖。此时的国产心肺机在产品性能方面已接近国外同时期同类产品的水平，随后，该型心肺机还曾走出国门，成为国礼，我们且看当时新华社的部分报道：

1964-02-03 00:00:00 新华社河内一日电　中国驻越南大使朱其文今天代表中国卫生部把一部中国制造的上海Ⅱ型人工心肺机赠送给越南卫生部。越南卫生部副部长丁氏谨和越南外交部、越中友好协会、越南对外文化联络委员会的代表以及越南著名医学家参加了在越南卫生部举行的接受仪式。朱其文和丁氏谨先后在仪式上致辞，热烈祝贺中越两国卫生事业和文化交流日益发展，祝贺中越两国建立在马克思列宁主义和无产阶级国际主义基础上的兄弟般的友谊万古长青。

1965-07-26 00:00:00 新华社雅加达二十四日电　中国驻印度尼西亚大使姚仲明今天代表中国科学技术委员会，向印度尼西亚国家研究部长苏佐诺赠送了一台心肺机。姚明仲大使说，这台机器是中国人民在解放后实行自力更生的一个成就。

他说，中国人民一向愿意同他们的战友印度尼西亚科学家和人民交流经验，共同进步。

苏佐诺部长致答词说，印度尼西亚和中国在执行符合两国利益的中国-印度尼西亚科学和技术协议方面取得了巨大的进展。决心彻底肃清帝国主义和殖民主义的印度尼西亚和中国，自然会在科学技术领域进行合作，正如它们在政治和经济领域进行合作一样。他感谢中国政府。他说，两国的合作和友谊将进一步得到加强和巩固。

　　1966-05-19 00:00:00 新华社阿尔及尔十七日电　　中国驻阿尔及利亚大使曾涛十七日在这里代表中国医学科学院心脏血管疾病研究所，把中国设计和制造的一个人工心肺机送给阿尔及利亚卫生部部长特吉尼·哈达姆。曾涛大使和特吉尼·哈达姆部长在仪式上先后发表讲话，赞扬中国和阿尔及利亚两国人民之间友谊的发展。

　　参加仪式的有阿尔及利亚卫生部的其他负责人，穆斯塔法医院院长阿·阿卜杜勒·卡德尔，以及著名外科教授和医生。

　　除上海外，另一心脏外科的重镇自然是北京。1957 年，在吴英恺的领导下，成立体外循环筹备组，外科医生李平、麻醉科徐守春、生理科张琪与协和修理厂张承先工程师协作研制体外循环机，经过 200 多次动物实验，这台装置于 1959 年底投入使用，11 月 25 日为一位 5 岁室间隔缺损女孩成功进行手术。但他们很快就换为上海制造的心肺机了。到 1964 年 4 月，他们已在阜外医院完成了 145 例体外循环手术。回顾这一段历史，心脏手术从常温、低温至体外循环，每一步都凝聚着老一辈医学科学家如吴英凯、尚德延等的辛勤劳动和创造性的工作。由于相关人员的共同努力，阜外医院当时的心脏外科水平和国际发达国家差距不大。

　　20 世纪 60 年代，正值世界心脏外科技术更新最快，死亡率逐步下降的关键时期。从以上的叙述中我们不难发现，即使在中国被国际社会封锁的不利条件下，中国的医学先驱还是在艰苦的环境下披荆斩棘，为心脏外科的发展建设打下了坚实的基础。只可惜，正当我们要迎头赶上心外科最先进的技术水平的当口，一场史无前例的"文化大革命"几乎将一切都打回了原形，在"文革"的最初几年，中国的心脏外科手术近乎全部搁浅，刚刚起飞的中国心脏外科就此跌入谷底。

　　《中华外科杂志》从 1966 年到 1976 年停刊了 10 年，此阶段临床和实验无任何记载，犹如江河断流。大量的医务人员下放到农村或从事其他工作，使心脏外科在理论、实践和器械上均与发达国家的医疗水平拉开了很大距离。当时阜外医院的图书馆被关闭，院长吴英恺被分配打扫厕所，病房由工人师傅领导，护理员一夜间当上了麻醉医生，麻醉医生上台拉钩，配膳员领导医疗工作，年轻的外科医生兼任配膳员与夜班护士。此期间黄家驷也曾被关牛棚经受审查和批斗，和学生们一起被下放，其弟子钱中希，献身边疆数十载，在戈壁滩上建成了心胸外科，也在"文革"期间惨遭毒打，连住房也被占用……

其他医疗机构的情况也好不到哪里去，比如曾完成中国第一例心脏手术的张超昧也受到冲击，被责令离开临床，打扫厕所，到检验科洗瓶子。在我们继续后面的讲述之前，似乎应重提一下张超昧这个后来几近缺席中国医学史的人物，为什么在共和国成立之初直到"文革"之前这段激动人心的心脏外科创业阶段我们看不到张超昧的影子？

在那次开创性的手术之后，张超昧看到中国缺医少药，于是自筹经费创办了一所外科医院。建院初期经费拮据，张超昧租用浙江同乡的房子，直至1946年，医院初步建成。这时，医院只收外科病人，故名中华外科专科医院。1948年医院大楼落成，增设内科、妇产科、五官科，同时更名为"中华医院"。1950年张超昧带着家人回到杭州，由于张超昧会多国语言如拉丁语、希腊语，尤其擅长英语和德语，被浙江医科大学聘请为外科副教授。但没过多久，张超昧被带回四川，因一些莫名的罪名（曾经是一个"国民党的上校军医"）而入狱。中华医院所在的洋房亦被没收，成了成都市卫生局的办公用房（80年代初期，张曾多次自费前往成都，要求落实私房政策，但当地有关部门表示因为时间太长，又涉及跨省市，难度太大，双方交涉一度陷入困境。后来由"九三学社"出面，致函给四川省政法委和四川省委统战部、成都市政法委、成都市委统战部、成都市卫生局，此事才得以妥善解决，张拿到16万元的补偿金）。1956年张超昧才回到杭州，1961年12月张超昧到杭州红会医院外科工作，由于他的特殊经历，他不能上手术台去开刀救治病人，只被安排在门诊坐诊。1966年"文革"开始了，张超昧受到更严重的冲击……直到"文革"结束之后，

64 岁的张超昧才回到外科做门诊医生，老兵归来，却已不能在外科的战场上再当先锋了。

大时代的洪流，裹挟着小人物的命运激荡，张超昧不过是那个时代的缩影，虽然他未能充分发挥其学识，没能在心脏外科领域继续有所贡献，是他个人的悲剧，但所幸，这个民族、这片土地还有那么多志士仁人，否则我们的医学事业绝不会是今天的样子。

值得玩味的是，"文革"期间有些单位曾开展过针麻和中药复合麻醉下体外循环的心脏手术，并要求这项工作成功率必须高达 60%。实在不能承受这一方法的病人，需要有关领导批准。但针麻手术麻醉深度不理想，镇痛效果不佳，病人在体外循环时处于清醒状态，手术刺激时血压升高，术后苏醒延迟、幻觉、谵妄、烦躁等。回顾这段历史，中国现代麻醉学先驱尚德延教授曾语重心长地说："本着良心，从实事求是的态度讲，我们应停止这种方法。"

直到 20 世纪 70 年代初期，医疗界的秩序开始恢复正常，北京、上海、西安、广州、沈阳等地的几家医院重新开始实施心脏外科手术。我们且以小儿先心病外科的发展历程为例，管中窥豹，重现那段历史。

1964 年,上海第二医学院附属新华医院的丁文祥(儿外)和刘薇廷(心内)领导组建小儿先心病诊治小组，当年年底，购进上海 I 型心肺机，并在叶椿秀医生的指导下开始动物实验，当时的参考资料仅有兰锡纯教授主编的《心脏血管外科学》。1965 年夏天，利用上海 I 型心肺机，由苏肇伉负责体外循环灌注，在仁济医院王一山医生的指导下，丁文祥在上海新华医院为一名 6 岁室间隔缺损肺动脉高压的患儿完成了修补手术，到 1965 年底，他们共完成儿童心内直视手术 4 例。

"文革"开始后，这个小组也被迫解散，连小儿外科也被取消，并入了成人外科。儿外的手术室被贴了封条，但已经热爱上心脏外科的丁文祥、苏肇伉却舍不得设备被毁，他们将上海 I 型心肺机清洗拆散包装，悄悄藏至隐蔽的仓库，此时的造反派革命热情正炽，根本无心处理这些"资产阶级"的设备。丁文祥在当年还算不上"反动学术权威",但也被质疑浪费国家财产,丁当然不认这个指控,"是你们不让我搞心脏外科,如果让我搞,这些设备早就继续用起来了!"丁文祥和苏肇伉每隔几个月就去查看一下那些宝贝设备,在那荒唐的岁月里,他们是否坚信小儿心脏外科一定会有出头之日东山再起?

20世纪70年代,形势渐渐明朗,医院原党政领导班子复出,卫生部通知新华医院:有2名阿尔巴尼亚儿外科医生要来进修。拿着"尚方宝剑",丁文祥顺水推舟找到"工宣队",要求重建小儿外科,同时提请革委会重新考虑复活小儿心脏外科。当时中国大部分先心病孩子都难以得到救治,仅能靠有限的药物暂时维持生命,但这绝非长久之计,有很多甚至来不及诊断就离开了人世,不准搞小儿心脏外科,不就是等于革掉这些先心病孩子的命吗?

随后,小儿外科复活了。丁文祥的目标明确地聚焦于在国际上已经成功开展的婴幼儿先心病的诊治,但以当时的国情,进口必要的设备仍属不可能,因此丁文祥等在1973年开展5岁以上儿童心内直视手术时用的还是上海Ⅱ型心肺机。但这种机型,只有两个血泵,无论泵管、每转搏出量及庞大的转碟氧合器容量和血液过滤器的网眼及容量等,均使整机预充量达到两三千毫升,大大超过了小儿全身的血容量,且两个血泵也不能满足复杂先心病矫治手术的需要。因此,这种机型显然不适应开展婴幼儿心脏外科的需求,而西方国家此时仍不准高科技产品输出到中国。当时已恢复心脏外科事业的单位,对先心病的救治也仅限于大年龄组儿童,但那些病情最为危重的罹患先心病小婴儿根本就活不了太久,难道就看着这些确诊为先心病的小婴儿一步步走向死亡?活人岂能让尿憋死,丁文祥决定自己设计制造适合小儿心脏手术的人工心肺机!

当时新华医院的院长是曾裕丰,党委书记是王立本,他们都很支持丁文祥的想法。现在看来,这一决定是极富远见的,倘若任由这项事业继续搁浅下去,不知有多少患儿将枉死,这项技术哪怕早成熟一年,就会有多少患儿获救啊！对于后人来说，历史上死于某种疾病的患儿无非是冰冷的数据，但对于当时身在其中的人们来说，每一个死去的患儿背后，都是一个心碎的家庭，前辈殚精竭虑的努力，正是要尽早终止这些悲剧。

丁文祥毕竟只是一个医生，研制心肺机这么复杂的工程实施起来必然需要合适的伙伴，他选择的合作单位是上海电表厂。提到为什么不跟已有相当经验的上海医疗器械厂合作这个问题时，丁文祥回忆到，那是因为近水楼台。电表厂就在新华医院对面，而且为了这个项目，该厂的厂长王树梅专门成立了以工程师徐仁禾为首的攻关小组，该小组心无旁骛，只为完成这个项目服务，热情的厂方对此亦分文不取。这些都是难得的优势，不方便的地方就是无论工程师还是工人兄弟，原本对心肺机都一无所知，这就需要由丁文祥从头教起。

正是激情燃烧的岁月，丁文祥带领团队从整体布局、材料选用、电机功率确定、泵管材料和口径、血液变温方式、氧合转碟直径片数及氧合面积都进行了详细的计算，以适应不同范围体重患儿的使用。但丁文祥并非工科出身，他不会画标准的工业设计图纸，只能是先画草图，制成样机之后再调整，最后再由工程师画正式的设计图纸制造机器。就这样，根据原上海Ⅰ型和Ⅱ型心肺机的实物、国外商品广告，丁文祥、苏肇伉两位医生与上海电表厂以徐仁禾工程师为首的模具车间合作研制出了我国第一台小儿人工心肺机。1974年5月23日此型心肺机辅助完成了我国第一例婴幼儿室间隔缺损的修补，开创了我国婴幼儿心内直视手术的先河。此后，又经过改型，使该机在十多家儿童医院得到推广应用，为我国早期开展小儿心脏外科手术起到了关键性的作用。

技术的进步使外科医生们已不再满足仅仅纠治较简单的先心病，挑战复杂先心病已成为可能，1977年阜外医院郭加强等人报道了1775例"法洛四联症"的根治性手术，死亡率3.4%；1978年沈阳军区总医院的汪曾炜团队报道了82例"法洛四联症"的根治性手术，死亡2例，死亡率为2.4%；1978年，广东省人民医院报道了"法洛四联症"纠治术37例，死

亡率 10.1%；1983 年上海第二医科大学附属新华医院丁文祥等人完成了
122 例"法洛四联症"的手术，死亡率为 5.9%……如果这些数字在今天看
起来并不那么令人称奇的话，对比此前的一组数据大家就会理解当年取得
的成绩有多么不容易了——阜外医院在 1959 年到 1979 年间法洛四联症
根治术的死亡率为 32%。死亡率下降的背后是无尽的汗水和失败，以沈阳
军区总医院的汪曾炜团队为例，20 世纪 70 年代初，为攻克"法洛四联症"
这种严重的紫绀型先天性心脏病，他反复研究心脏标本，分析和验证手术
失败的原因，学习文献上百篇，选择最佳手术方案，经过无数次动物实验、
数据分析和上百次手术实践，才使"法洛四联症"的手术死亡率明显下降，
在国内攻克"法洛四联症"的竞争中拔得头筹。为了方便进行尸检，当年
有不少医院的病理科就与太平间仅一墙之隔，这些无声的尸体以自己的死
向这些心脏外科的开拓者们指明了正确的方向，为后来的病人开辟了一条
生之路。

　　除因经验不足导致的手术失败外，在心脏直视手术开展初期，也发生
过因对体外循环工作的不重视而造成的重大事故。1979 年的夏天，在南
方的一家医院手术室里，有一位先天性心脏病病人正在接受体外循环下的
右室流出道狭窄解除手术，当体外循环转流到 18 分钟时，突然发现动脉
泵管破裂，破裂口约 1 厘米，大量鲜血自破口喷出，情况十分紧急。由于
灌注师缺乏经验，没有及时停机和更换泵管，使大量空气吸入泵管而进入
病人动脉系统，造成病人广泛气栓，术后病人即处于深度昏迷之中，经会
诊决定进行高压氧舱治疗。结果，非但病人最终宣告不治，更悲剧的是在
高压氧舱中伴随病人一起进入的麻醉科护士长沈杰，也因重度高压氧舱反
应，最终死于减压病，且先于病人死亡。按照沈杰生前的愿望，她被追认
为共产党员和麻醉科医生，也许她是中国乃至整个世界范围内心脏外科发
展史上唯一一位为抢救病人而殉职的麻醉医生。

　　一次事故，医患俱亡，如此重大的事件，使所有人再也不敢轻视体外
循环工作，相关的工作制度及预防意外的措施先后制定，这次意外的案例

及随后形成的制度在 1980 年的一次全国会议上与国内同行分享，受到参会医生的一致重视，这样必要的交流帮助了正在起步阶段的同道，使他们能够未雨绸缪、防患于未然。

1981 年丁文祥带领上海市婴幼儿心脏外科代表团去日本访问，参观了东京儿童医院、大阪国家心血管中心的婴幼儿深低温停循环技术，此时赫然发现日本已经开始使用膜肺来做氧合，难怪国内在做婴幼儿深低温停循环转流手术时死亡率那么高，看来解决之道就在膜肺！ 1981 年由上海市科委牵头，上海市人工膜肺研制组成立，成员包括复旦大学化学系王教授（姓名不详）、郑开泰老师，上海第一结核病院丁嘉安医生，上海第二医大新华医院丁文祥、苏肇伉、刘锦纷医生。经过一年多的探索，他们终于研制出我国"聚丙烯中空纤维膜肺"，并将膜肺通过动物实验过渡到临床应用，取得了与国外相同的效果，深低温技术也随之在国内推广普及。从此，我国成为继美国、日本之后又一个能自主生产人工膜肺的国家。不过遗憾的是，随着改革开放和对外交流的增加，国外的技术、财力、产品质量及营销手段均优于国内，导致后来国内市场被国外器械迅速占领。回顾这段历史时，丁文祥及郑开泰等都觉得非常可惜，投入不足又兼政策僵化，结果使国产高端医疗器械行业痛失良机，几近全军覆没，仅余部分低技术含量的器材在夹缝中挣扎生存。

不过毕竟早期艰苦的探索为我国心脏外科的发展奠定了基础，中国人绝不比外国人笨，如果有相同的社会环境，我们绝不会技不如人。1986年11月，在中国第一次召开胸心外科的国际学术会议，柯克林与李拉海等国际知名的专家差不多都到了现场，中国同行在几乎封闭的情况下做出的成绩让国际同道非常震撼。柯克林在会议的闭幕式上做了总结，建议中国医生思考为重症心脏病进行手术的死亡原因，术后处理是否恰当，临别前，他对前来送行的苏鸿熙医生说："我现在对中国同道很钦佩，你们在那么简陋而艰难的条件下，做出这么好的成绩，不容易啊！"

当国门打开，中国医生可以有足够多的机会与外界交流，中国心外科的发展就更是如虎添翼，与发达国家的差距逐步缩小，在对外交流合作中，尤以上海与世界健康基金会（简称世健会，Project HOPE—Health Opportunity for People Everywhere）合作建立小儿心脏病诊治培训中心的事件最具典范意义。

世健会由威廉·沃尔什（William Walsh）医生在 1958 年创建，其宗旨是组织美国的医学专家把美国先进的医疗技术传播到发展中国家的亿万人民中去。这个建议得到了美国前总统艾森豪威尔的赞扬和支持，将一艘曾参加第二次世界大战的美军军舰赠送给了基金会，改为医疗船并命名为希望号，向世界各国人民传授知识，提供医疗服务。至 1974 年希望号退役，世健会改在陆地上开展项目，其总部设在美国弗吉尼亚州密尔伍德市。20世纪 80 年代，沃尔什先生受邀访问中国，在中国他发现还有大量未获手术治疗的先天性心脏病患儿，便希望帮助中国培训先天性心脏病外科医生及相关人员，类似的项目，他们在 20 世纪 70 年代已经在波兰有过成功的经验，随后沃尔什的两个儿子小威廉·沃尔什（William Walsh Jr）及约翰·沃尔什（John Walsh）投入了许多精力来促成此事。

1983 年，在世健会的协调下，著名心外科医生威廉·诺伍德（Willim Norwood）及小儿心脏病医生史蒂夫·桑德斯（Steve Sanders）、约翰·墨菲（John Murphy）来到中国上海新华医院，丁文祥骄傲地向他们展示了自己设计的手术器械和设备。约翰·沃尔什被中国人在如此艰苦的条件下所做出的成绩感动了，当即表示与丁文祥签 3 年合同，帮助新华医院开展小儿先天性心脏病的外科治疗项目，为医院装备心脏手术室、重症监护室，并由美国波士顿儿童医院负责技术支援及医护人员的培训等。随后，心外科医生理查德·A.乔纳斯（Richard A·Jonas）再次率团队来华，开始了最初的合作，临行前，诺伍德叮嘱乔纳斯带上所有的东西……乔纳斯在一篇回忆文章中描述了 1983 年丁文祥进行心脏手术的情形：没有即时的电子心电监护，没有自动血压检测，没有氧气瓶（只有氧气袋），手术室距离病房又有一段不近的距离……不要说当时的美国人看到这种情形之下还在努力开展心脏手术拯救患儿的中国同行会感到震惊，就是今天的我们似乎也很难想象前辈们居然是在如此落后的条件下艰苦创业的。

1989年，由于众所周知的原因，中美两国的关系跌到了冰点。当乔纳斯团队被劝说终止对上海的援助时，乔纳斯认为，中国的患儿和中国的同行需要我们，这是首要的，至于政治的问题，应交由政客们去解决。这一年秋天，乔纳斯团队还是再次来到了上海。1998年6月，全国首家中外合作医院——上海儿童医学中心正式落成，丁文祥任首任院长。江泽民主席为医院亲笔题写了院名，美国前总统克林顿夫人亦亲临医院为开业典礼剪彩。

1999年，上海儿童医学中心成立的次年即完成心脏手术717例，与此同时，上海儿童医学中心也积极帮扶国内兄弟医院开展先心外科工作，极大加快了我国先心外科的普及和提高。此阶段的中国心外科经过了20余年的奋斗，也已逐渐恢复了元气，逐步缩小了与世界先进水平的差距。较有代表性的事件包括：1990年丁文祥等成功地为一名出生仅27天的大动脉错位症患儿施行了大动脉转换术；2000年南京市儿童医院谷兴琳医生等成功地完成1例少儿（13岁）心脏移植手术，这是国内小儿外科的首例；2007年青岛儿童心脏中心邢泉生首次报告经胸微创封堵膜周部室间隔缺损临床应用成功，这是由中国学者发起和主导的先心病治疗技术。2011年德国慕尼黑心脏中心克里斯蒂安·F. 施赖伯（Christian F. Schreiber）成功完成欧洲第1例室间隔缺损经胸微创封堵手术，2012年俄罗斯梅沙尔金心脏中心的亚历山大·Y. 奥梅尔奇科（Alexander Y. Omelchko）医生完成了俄罗斯第1例手术，此后这项技术在欧洲一些国家开展起来。

回望这一段历史，从蛇杖东传，到现代医学逐渐在中国落地生根，中国心外科的先驱们历经无数艰难曲折，终于使这一专业发展壮大以至成熟。众所周知，在医学领域，大部分技术的推广路径都自西方向东方，但在心脏外科领域甚至出现了经胸微创封堵这项技术自东向西的反哺，尽管目前这项技术尚缺乏多中心大样本的研究结论，但中国人以敢为天下先的勇气在先天性心脏病治疗领域为中国同行争得了一定的话语权，纵使将来对此项技术有不尽如人意的评价，曾经的探索亦将是中国医学界可贵的财富。关于中国先心外科，我们的讲述即将告一段落，但对于有志于在世界舞台上一展身手的中国外科医生来说，好戏也许才刚刚开始。

外科骗子

故事讲到这里，仿佛外科史上都是一些专注于解决人类病痛的伟大医生，其实，医学群体的成分向来就非常复杂，除了筚路蓝缕以启山林的主流奋斗者外，有些江湖医生也一度混迹其中以柳叶刀搅起过阵阵浊流，其中有这么一位最著名的骗子，居然差一点就当上了美国的州长。

一、缘起

1939 年 3 月 22 日，在得克萨斯州的一个法庭上，著名医生、社会活动家、慈善家、千万富翁约翰·布林克利（John Romulus Brinkley，后改名为约翰·理查德 John Richard Brinkley，生于 1885 年，卒于 1942）诉美国医学会杂志（*Journal of the American Medical Association*）编辑莫里斯·菲什伯恩（Morris Fishbein）博士诽谤一案开庭。

法庭的听众席里坐满了自发而来的支持布林克利的人，对于这场官司，布林克利看起来是志在必得，其律师团队堪称豪华，足有五人之多，论财力、论民意支持，布林克利都明显占优。相比之下，被告一边的菲什伯恩团队的阵容就显得寒酸许多，除一位律师而外，就只有区区几位医学专家作为证人，当天的法官是罗伯特·J. 麦克米伦（Robert J. Macmillan）。

看起来，布林克利与菲什伯恩似乎都属于医学界，可他们之间到底有什么难解的恩怨一定要撕破脸皮诉诸公堂呢？

二、小试身手

在很多医学故事中，为了突出主角的光辉形象，写作者往往都会在史料中再为主角寻找一位旗鼓相当的对手。按照一般的套路，这个对手通常会被读者视为故事中的大反派，他代表的是顽固保守的传统势力，他们扼杀医学创新，或因时代局限，其观点或主张会阻碍医学进步，但他们本身在医学领域里也都有相当巨大的贡献，并不是真正意义上的坏人。

比如在塞麦尔维斯的故事里，反对其洗手主张的人当中，就包括著名的魏尔肖，就医学史上的贡献而言，作为细胞病理学之父的魏尔肖显然远在塞麦尔维斯之上，他仅仅是在洗手这个问题上一叶障目了。

但我这回讲的故事里的"反派"，却与之前所有的反派都非常不同。

故事要从 1917 年讲起。

那一年，布林克利携妻子米妮·特莉莎·琼斯（Minnie Telitha Jones）来到堪萨斯州的一个荒凉小镇米尔福德（Milford），彼时，这对夫妇大概还没料到，这座沉寂的小镇将会因为他们的到来被写入医学史和堪萨斯州的地方史。

他们在这个小镇买了一个农场，同时开了一个诊所。由于布林克利待人温和、诊疗细心，很快就在镇民中积累了良好的口碑。

如果日子就这么平平淡淡地过下去，布林克利大概就像当时所有开小诊所的人一样默默无闻，但某一天一个名叫斯蒂斯沃思（Stitsworth）的农夫来到布林克利的诊所诉苦，原来他结婚 16 年了还没有孩子，他说自己那方面也不行。

面对这样的难言之隐，布林克利据实以告，没辙，现代医学还没有找到解决这类问题的办法。

病人很失望，说："我要是能像一头公羊那样有力气交配就好了，要不你把公羊的睾丸移植给我算了。"

本来说者无意，但听者有心，布林克利接茬说道，那也不是不可以。

100 年前那个年代，正是内分泌研究方兴未艾之时，一位俄裔法国医生赛尔日·沃罗诺夫（Serge Voronoff）曾把猿的睾丸移植到一位老男人身上，据说这会增强该男子的雄性气概。

既然已经有先驱做过这样的尝试，也许这真的就是一个解决病人痛苦的方案呢。

于是，在斯蒂斯沃思支付了 150 美元的酬劳之后，布林克利将一只叫比利（Billy）的山羊的睾丸，"移植"到了这位勇敢病人的阴囊里。

这一番操作之后，病人的身体会发生何种变化，布林克利的心里其实相当没底，敢迈出这样一步，与其说他是基于可靠的科学原理或前人的启发，不如说是他本性当中赌徒心理的成分占了上风，人类历史上各个领域中的成功者都不乏具有这种赌徒心理的人。

这一次，布林克利将自己未来的命运拴在了斯蒂斯沃思的下半身上，当然，也算拴在了斯蒂斯沃思老婆的子宫上。

也许是老天眷顾吧，10 个月后，斯蒂斯沃思夫妇居然真的生了一个健健康康的大胖儿子，为了感谢那只献出睾丸的山羊，斯蒂斯沃思给这个宝贝儿子取名为比利，真不知道孩子他妈在偶尔想到这儿子的来历时心里阴影面积有多大。

这次"成功"的手术让布林克利在米尔福德小镇上名声大噪，要知道千百年来性功能障碍一直是相当多男人的噩梦，解决这个问题的历史，简直就是男性智商税的历史。

既然斯蒂斯沃思敢第一个吃螃蟹，那么自然就会有第二个第三个，一不做二不休，布林克利把心一横，干脆来者不拒，将诊所的治疗重点转移到男人的下半身上，将那个手术的收费提高到 750 美元。

仅凭着最初的口口相传，布林克利的名气就越过小镇越传越远。越来越多的外地人来到这里求治，昔日荒凉的小镇也逐渐变得热闹繁荣起来。

所谓人怕出名猪怕壮，成名以后的布林克利很快被一家媒体给盯上了，1922 年，《洛杉矶时报》老板哈里·钱德勒（Harry Chandler）找到布林克利，让他给报社的一位有难言之隐的编辑做这个手术，如果手术成功，就在报纸上写文章帮他扬名，如果失败，那估计就有他好果子吃了。

人世间的有些成功，百年之后回头看，会觉得非常不可思议，这又是一次决定布林克利命运前途的手术，结果这一手术也让那位编辑觉得自己雄风重振了。

钱德勒没有食言，在《洛杉矶时报》发文章盛赞他为回春妙手，这一次与媒体的联动，让布林克利的事业和声望都更上了一层楼，他的野心也逐渐膨胀起来了。

在见识过媒体对医疗事业的助力之后，1923年他建立了一家广播电台名叫KFKB（Kansas First，Kansas Best，KFKB），意为"堪萨斯第一，堪萨斯最好"，其功率为5000瓦，信号可覆盖美国全境。

至此，布林克利的身份除了成名的小镇外科医生之外，还需要增加一个头衔了——无线电广播先驱，因为KFKB是当时美国的第四家电台。这家电台很快就成为全美国人民最喜欢的电台。

在这家电台，他为听众们带来了各种他们此前未曾想象到过的娱乐，给儿童讲睡前故事，给年轻人播放流行音乐，有人认为他是第一个真正把美国乡村民谣推广到整个国家的人。

当然醉翁之意不在酒，他用这些娱乐节目增加听众的黏性，终极目的还是为了给自己的诊所打广告。

不知各位读者听没听过午夜广播里那些让人脸红耳热的医疗节目，其实那些都是布林克利玩剩下的。

你想想，一个受公众喜欢的电台，直接大谈两性的隐私，这对一向保守的美国社会来说是多大的冲击？那些美国傻老爷们怎么能扛得住呢？

于是有难言之隐的人们纷纷来到小镇排队等着接受山羊睾丸移植手术。

最初，很多病人还自带山羊，后来布林克利干脆自己养山羊，病人手术前，自己挑一头最喜欢的山羊提供睾丸。

随着山羊睾丸移植事业的风生水起，有好事者发现，布林克利的山羊数量怎么不见减少呢？

布林克利当然知道风起于青萍之末的道理，但他又如何能堵住公众的悠悠之口？

他在寻找一个机会让人们相信所有对他的攻击和抹黑都是不实之词。

与此同时，布林克利一生中最重要的敌手莫里斯·菲什伯恩出现了，作为《美国医学会杂志》的编辑，菲什伯恩写了大量揭露布林克利骗局的文章，非但如此，他还促成了医学界与联邦无线电委员会（Federal Radio Commission）的联手，1930年，这两个行业协会专门为布林克利举行了两场听证会。

在这两场听证会上，面对欲置其于死地的攻击和指责，布林克利毫无惧色，口若悬河雄辩滔滔。毕竟他要捍卫自己来之不易的事业根基，反正在场的大部分人都是支持自己的病人和听众。他甚至还打悲情牌，拿历史上塞麦尔维斯的洗手预防产褥热来举例，试图说明自己是像塞麦尔维斯一样的医学领域的创新者，眼下正在面临被主流医学界人士的联合绞杀。

听证会上那些支持他的发言，那些所谓的亲测有效的例证，如果本文完全忠实地转述，基本上能够导致这篇文章因宣扬色情而被举报，所以各位暗自体会一下就好。

两场听证会结束之后，听众们都以为他们爱戴的布林克利胜券在握了，结果他的行医执照和广播执照双双被堪萨斯州拿下。

如日中天的事业，忽然遭遇如此重创，换别人肯定就从此一蹶不振了，可布林克利并非等闲之辈，随后他就发起了一场令人瞠目结舌的绝地反击。

他宣布，他要以独立候选人的身份，参与堪萨斯州州长的竞选。

我们今天在电影电视上所熟悉的那种候选人的各种宣传手段，有很多都始于布林克利，比如他首创了用大卡车搭载大喇叭去各地巡回播放他的演说，他还向传奇飞行员林德伯格借来了飞机，在堪萨斯州各地飞来飞去进行拉票演讲，宣传他的施政主张，他向选民们许下了很多美好但并不实际的口号。

他的这些行动，引起了那些竞争者的注意，真要输给这么一匹政坛黑马，这些资深政客们的老脸可往哪儿搁？

他们发现，许多布林克利的支持者都是连拼写都不太会的大老粗（各位想想敢把羊睾丸放进自己阴囊里的人，脑子能有多好使？），于是他们临时修改了计票的标准，即如果选票上把参选者的名字给拼错了，那么这种选票就算作废。

投票结束后，仅计票工作就耗费了 12 天，这是堪萨斯州史上从未有过的情况。最后，有 56000 张支持布林克利的选票因拼写错误被作废（比如有的选票仅写了医生一词，尽管所有人都知道这张票是投给谁的，但还是把这类选票作废了），结果是布林克利获得了 186770 张选票，而他的对手则获得了 216766 张选票，后者仅以微弱优势获胜。

很显然，那帮精英政客不讲武德，使用了的卑鄙的作弊手段，偷袭了更受选民爱戴的布林克利，一颗尚未升起的政坛新星，就这样惜败于一场阳谋。

美国从未有过拼写错误就作废选票的法律规定，可一旦要让这么一位狂人当选了州长，后果也真是不堪设想。

三、东山再起

这一场竞选随后带来了两个影响，其一是布林克利的许多黑料被对手们挖个底掉，其恶果将在随后的数年中慢慢展现出来；其二是墨西哥政府邀请布林克利来墨西哥建立一家更大规模的电台。

其实，布林克利一开始就没看上州长这份工作，因为当时州长的年薪仅 12 000 美元，他的诊所一周就能赚这么多，他的目的是围魏救赵，希望保住自己的事业。当他在事实上被堪萨斯州驱逐之后，忽然发现邻国墨西哥抛来了橄榄枝，希望他重建电台，他自然不能放过这样一根救命稻草。

于是他在 1932 年把家搬到了与墨西哥接壤的得克萨斯州德尔里奥（Del Rio）小镇，不但在墨西哥建立了一个规模更大的广播站（功率 100 万瓦，信号覆盖 17 个国家），取名为 XERA，还在得克萨斯州复建了医疗机构。

经过数年的苦心经营，他的员工已达上千人，还在阿肯色州建立了两家小医院，在得克萨斯州的圣胡安也建了分院。

他的医疗机构的诊疗范围不再仅局限于难言之隐，而是扩大到了许多常见病。

在山羊睾丸移植治疗阳痿的基础上，他还对治疗手段进行了更新迭代，推出了一种用于注射的药剂1020，宣称这种注射可以达到与移植山羊睾丸同等的医疗效果，而且还避免了手术的痛苦。

正像许多大发不义之财的富翁一样，布林克利也热衷于慈善事业，比如他捐款为德尔里奥小镇建立了第一家图书馆。

自堪萨斯州出走以后，布林克利的财富和社会声望在得克萨斯州达到了巅峰。他拥有一座宫殿般的豪宅，还有私人游艇和飞机，这在大萧条时期的美国显得非常惹眼，全美国没有任何一位医生能有这般财富。

但他也知道，繁荣的背后危险无处不在，他的对手们从未放弃过搬倒他的努力，在某一次旅游中，布林克利竟然非常意外地与老对手菲什伯恩狭路相逢，当然，他们没有向对方打招呼。

不能继续坐以待毙了，布林克利认为，为了保护自己的商业帝国，这一次他要先下手为强，直接起诉菲什伯恩诽谤，希望可以通过这样一场官司一举铲除对手，从此高枕无忧。

但他显然是被自己事业的巨大成功冲昏了头脑，高估了自己的能量。

四、大厦将倾

当年的堪萨斯州竞选留下的隐患之一，就是布林克利早些年间的黑料统统被挖出来了，大家应该还记得马克·吐温的小说《竞选州长》，在那个虚构的故事里，竞选者没有的黑料都可能被对手炮制出来，更别说布林克利这种人了，哪能禁得起公众在放大镜下的观摩呢？

原来，布林克利从没有过正经的医学学历，他的学位证书是他花了100美元在一家不入流的医学院买来的。在他公开的妻子琼斯之前，他还有过一段婚姻，与那位妻子一起生育过三女一男，他们还在跑江湖卖假药时被抓入狱过。而他本人的出身也极其不光彩，他是他父亲和合法妻子的侄女的私生子。在长大以后宣称自己是医生之前，他只是电报接线员。

彼时的美国，医学教育还相当不规范，阿猫阿狗都能自称医生，医药领域的法律也极其不完善，正是这样一个生机勃勃而又杂乱无章的社会环境，给了布林克利这样狡诈的冒险家以成功的机会。

布林克利绝对想不到，他主动发起的诉讼，最后却变成了一个对作为原告的他的既往罪恶的大起底，作为证人的医学专家们以滴水不漏的逻辑和证据驳斥了布林克利的所有谎言，列举了大量被他的医疗机构耽搁病情的案例，而那些经过山羊睾丸移植自觉病情改善的情形，只不过是安慰剂效应的结果。

布林克利根本没有能力完成真正意义上的睾丸移植，因为这个操作需要完成睾丸血供的重建，还要完成输精管的吻合，从未受过显微外科训练的他，怎么可能有这样的技术？他只是把部分山羊的睾丸组织植入了病人阴囊的空隙，但即使这样的操作，也仍然可能引起强烈的排斥反应或者感染，所以也有人怀疑他事实上仅仅是给病人的阴囊上切了一个口。

多年以后，一位美国医生对部分接受过所谓山羊睾丸移植手术的病人死后进行了尸体解剖，结果发现他们的阴囊内还是自己原来的睾丸，根本就没有山羊睾丸的组织成分。

最可笑的是那个所谓的 1020 注射剂，经科学化验分析后，其成分不过是 1000 滴蒸馏水加少量的染料，就是这样一种药物，布林克利还为病人设计了一个 6 次注射的疗程，每次收费 100 美元。由于布林克利巨大的名气，很多原本经过正规治疗有望痊愈的病人，在他的那些医疗机构里却枉送了性命。

布林克利随后的结局，像极了电影《让子弹飞》中的黄四爷，这场官司输掉以后，之前原本受到伤害但是没敢声张的病人们也纷纷站了出来，一场又一场输掉的官司，很快让布林克利的商业帝国土崩瓦解。

1941 年 1 月 31 日，布林克利宣布破产。

1941 年 9 月，联邦大陪审团起诉布林克利、他的妻子和 6 名前雇员，罪名是使用美国邮政服务进行欺诈。

布林克利的身体健康状况也很快垮了下来，1942 年 5 月 26 日死于一次中风发作。

1943 年 1 月，他的妻子和几位雇员因欺诈罪而被判刑。

五、尾声

不知道布林克利在临死之前有没有后悔过自己的一生，如果有，那么他最后悔的究竟是阴差阳错走上行骗之路，还是不知死活主动挑起一场官司？

据说，他在临终前曾留下过一句话："如果这个世上真的有天堂，那么莫里斯·菲什伯恩是有资格进入的，而我只能下地狱。"

人之将死其言也善，我宁愿相信他当真说过这句话，就算他曾一度相信过自己的那些疗法是真的有效，在面对美国主流医学界众口一词的批判时，他的观念也会发生动摇，在他的绝大多数行医生涯中，他应该是明知故骗。

虽然他罪恶滔天，但无论如何我们都得承认，他是个商业天才，他通过广播电台讲医学故事，精心包装自己，打造名医的人设，回答读者的书信提问，远程给病人诊疗，并联合药店高价给病人邮寄药品，培养粉丝黏性，收割"韭菜"的智商税……这些开创性的行为我们似乎在今天的医疗界仍能看到某种程度的延续。

我头一次写以一个骗子为主角的故事，临到故事的末尾甚至不免唏嘘，莫里斯·菲什伯恩的执着令人感动，但他绝对想不到，像他这样一位正义的人士，在多年以后的今天，其知名度却还不如布林克利这样一个骗子。

或者，布林克利根本没有死，他还秘密地活跃在世界各地，继续践行着他那一套昔日所向披靡的打法，令公众防不胜防，因为现代医学还远非尽善尽美，很多无法经主流医学获得医疗救助的绝望病人，非常容易误入歧途，这就给布林克利的徒子徒孙提供了无数钻空子的机会。

2012 年美国一家以一种未经美国食品药物管理局（Food and Drug Administration，FDA）批准的抗癌疗法试图在中国拓展商业版图，在网上遭到一些质疑的声音之后，他们想拣一枚软柿子捏以扑灭反对的声音，给一位 30 岁出头的医生所在的医院快递了一份律师函，此事一经披露就在国内的科学传播界引起轩然大波。

那位医生就是我，但我不是软柿子。

外科迷思

如果将人类第一次与医疗有关的切割视为外科手术的话，那么最初那把用于切割的刀一定是石头制成的。石器时代粗粝的燧石锋刃切断了一个新生命与母体的最后连接，宣告一个新生命诞生的同时，也昭示着我们人类先祖从此与走兽分道扬镳，逐渐与纯然的野蛮切割，开始了在文明史上的漫漫征程。

从石器时代至今，21 世纪已走过五分之一，万千年来，在人类与疾病的斗争中，柳叶刀战果辉煌，尤其是近 200 余年，古老的医学步入科学轨道之后所取得的成就远比此前数千年累加的成就还大，这是人类文明的骄傲。然而，距离彻底征服疾病这一医学的终极目标还有很远的距离。尽管我们已经比此前的任何一个时期都更接近这一目标。柳叶刀还将继续披荆斩棘，但为了更好地前进，我们在回顾历史时，不能忘记外科一路高歌猛进的发展过程中，柳叶刀也曾经走过歧路。刀，毕竟首先是凶器，即使作为救人的柳叶刀，如不善用，也将造成伤害。只有当柳叶刀所到之处带来的益处超过刀锋所致的创伤时，这一手术才是有价值的，但我们敢说历史上实施过的手术统统为人类的健康带来益处了吗？

在现代外科成熟以前，柳叶刀最常实施的手术乃是放血术，以至于至今仍有人将 lancet 翻译为刺血针。放血疗法大行其道数千年，当时的医生们毫不怀疑这一方法的效果，就连维萨里、哈维这些开启一个时代的科学巨匠，他们的发现在诊疗实践中的主要应用，也是更加精准的放血。如果将所有被无辜放掉的血汇集起来，那也早已如江河滔滔，因放血疗法而枉死的人也将多如过江之鲫。就连"开疆万里，创古今未有之局"的美国总统华盛顿，也因急性会厌炎被放血 2500 毫升而终致一命呜呼。可在普遍视放血疗法为有效治疗方法的当时，又有多少人会意识到华盛顿的死因之一可能是大量放血导致的失血性休克（也有观点认为华盛顿的直接死因是气道梗阻导致的窒息）？华盛顿去世20年后法国人皮埃尔·查尔斯·亚历山大·路易 (Pierre Charles Alexandre Loui，1787—1872) 发表了自己的临床观察，发现放血疗法明显增加了病人的死亡率，人们对放血疗法的信念开始出现动摇。此后，由于一系列的医学进步，这一古老的疗法才逐渐退出历史舞台。

也许有人会说，这是医学现代化前夜的事，不能算在外科的头上。可是，直到20世纪之后，现代外科基本成型之际，外科界也发生过切除部分大脑前额叶以治疗精神病的闹剧。更荒唐的是，这居然还获得了1949年的诺贝尔生理学或医学奖。

在我们之前的故事里，诺贝尔奖一直是一个代表科学界最高荣誉的奖项，但这一次意味深长的乌龙却更像是对科学的嘲讽。以目前人类对神经系统的有限认识，试图通过切除脑组织来治愈精神病无异于一场人道悲剧。除人类之病痛，助健康之完美，是所有时代的医学都试图践行的原则，中国的医学教育还将其写入医学生誓词，但一次失误的手术却可以将一次人道救助变成人道悲剧。对于整个外科领域来说，试错不可避免，跌倒之后，换个方向继续前进，可对于具体的人来说，一次失误的手术将带来巨大的肉体痛苦、功能残疾和精神折磨，严重的则可能是生命提前画上休止符，一个家庭随之支离破碎。

而今这一术式已被抛弃，但目前正流行的一些手术也并非全都是无可指摘的。也许有些手术无关生死，但若从循证医学的角度来说，这属于不必要的代价，手术毕竟首先是对人体的侵袭。2002年外科医生 J. 布鲁斯·莫斯利（J. Bruce Moseley）在著名的医学期刊《新英格兰医学杂志》（*The New England Journal of Medicine*）上发表了一篇题为《关节镜手术治疗膝关节骨性关节炎的对照试验》（*A Controlled Trial of Arthroscopic Surgery for Osteoarthritis of the Knee*）的文章，利用假手术对照组粉碎了一个流行于医界的外科理论。

几十年前,有学者认为骨关节炎(即骨质增生)的疼痛主要是由于关节内的滑膜增生、软骨剥脱引起关节腔内的炎性因子增多。因此,如果采用手术清理掉这些脱落物,冲洗掉炎性因子,病情便会好转。到了20世纪80年代,由于关节镜的普及,医生们便采用关节镜做"膝关节清理术"。人们对这种手术的效果很满意,术后自觉疼痛缓解,因此该手术很快流行起来。仅在美国,每年就有65万人做这种手术,骨科医生们因而每年有了几十亿美元的生意。但端起碗吃肉的莫斯利却放下碗就做了一个让同道们大跌眼镜的研究,他把180个病人分成3组,60人做关节冲洗手术,60人在关节冲洗的基础上再将关节软骨磨平,而另外60人只在皮肤表面做切口,对关节腔里面的结构不进行任何干预,结果是这三组手术效果基本相同,此后又有不同的医生对该手术进行过评价,结果与莫斯利的结果基本一致,也就是说这种复杂又烧钱的手术其实并不比简单地吃一些止痛药效果更好(这种已经被证明无效的手术至今仍流行于部分中国的正规大医院)。

莫斯利砸自己及同行生意的临床试验并非孤例,事实上这种假手术造成安慰剂效应的现象并非罕见。2014年5月一篇发表在《英国医学杂志》(*The British Medical Journal*,*THE BMJ*)上的大型回顾文章《在手术评估中使用安慰剂对照研究别的系统评价》(*Use of Placebo Controls in the Evaluation of Surgery: Systematic Review*),搜索几十年的医学文献库,找到了53个有随机双盲对照的(假)手术实验,其中51%的假手术的效果跟真正手术得到的效果等同。

如果说医学探索过程中的试错和规范手术中的无心之失尚可原谅的话,那么由于临床惰性或利益因素而知错不改、明知故犯的话,就很值得公众警惕和医界反思了。

除上述问题外,外科面对的更主要的问题,还是医学对生命现象和疾病过程认识的局限,以至于很多时候是治疗效果欠佳甚至束手无策(有些特殊情况,只诊断不治疗,因没有任何有效的治疗措施)。但曾经巨大的进步又已将公众对医学的预期调高，高到了目前医学水平力有不逮的程度，从这个意义上说，医界属于搬起石头砸自己的脚。雪上加霜的是，此时已有些许傲慢的现代医学，又部分地遗失了自古以来医学传统中固有的人文精神，这就使病人非但得不到满意的治疗结果，连关怀与安慰也付诸阙如了。

原因不难理解，当医学对大部分疾病束手无策的时候，除了对垂死的病患给予情感上的关怀与安慰之外，医生又能做什么呢？随着近一个世纪以来的进步，部分疾病可以被治愈了，治病可以在某种程度上遵循一个固定的程序，手术越来越像一个技术熟练工种，为高效率地解除病痛，手术室变得犹如一个个标准化的维修车间，因病而需手术的人们则仿佛是被厂家召回的产品，需要在手术室里完成一次返厂维修，很多时候这些维修车间干得不错，获得二次生命的人们重返健康王国。

也许正是因为这样的一次又一次的治愈，令盲目乐观的医学界高估了柳叶刀的力量，从而导致了一系列过于激进的尝试。柳叶刀也是刀，刀，首要的属性仍是凶器。高估手术价值的恶果，必然导致对副损伤及术后病人生活质量的忽略，切得越早、越多、越彻底就越好吗？很多时候，未必如此。

能够反映外科这种尴尬的，乳腺癌治疗方式的变迁算是比较经典的例子。我国明代的《疮疡经验全书》中曾这样描述乳腺癌："捻之内如山岩（通"嵒"），故名之，早治得生，迟则内溃肉烂见五脏而死。"以我们今天的标准来看，所谓的早治得生，其实也是非常可疑的，古人没有能力区分乳腺肿物的良恶性，那些仅仅通过简单切除就治愈的，很可能原本也不是乳腺癌。近期有学者在评价日本的华冈青洲（1760—1835）时，也提出了这种质疑，认为华冈青洲治愈的那些病例，是不是我们今天认为的乳腺癌也未可知呢。

19世纪末，外科医生们已经意识到治疗乳腺癌的时候不能只单纯地切掉肿物本身了，当时占据上风的理念是需要切除整个乳腺、胸肌以及同侧的腋窝淋巴结。这其中以霍尔斯特德最为著名,他认为乳腺癌的扩散是遵循时间与解剖学规律进行的,也就是说乳腺癌在淋巴系统的转移是阶梯式的,肿瘤细胞只有充满了最近的淋巴结之后,才会向下一个相邻的淋巴结进发,不会出现跳跃式的转移。按照这一理论,他详尽地描绘了自己治疗乳腺癌的外科手段:针对乳腺癌的手术应该包括乳腺组织、胸大肌、区域淋巴结的整块切除。应该说霍尔斯特德在当时取得了巨大的"成功",按照他所倡导的处理方式,乳腺癌手术后的肿瘤复发率及局部复发率从原来的 50% 和 82% 分别降到了 6% 和 22%。但经过这么大范围手术的病人,其术后恢复的难度及术后生存质量如何也就可想而知了。这一令人鼓舞的成绩激励着后来者沿着这个思路继续前进,20 世纪 50 年代霍尔斯特德思路的继承者试图通过进一步扩大手术范围(廓清范围扩大到胸骨旁、锁骨上或前上纵隔)以提高疗效,结果却没能如预想的那般进一步降低复发率——其复发率居然跟霍尔斯特德式的根治手术无甚差别。此时部分外科医生才意识到已有大量的病人接受了实际上并不必要的扩大化的手术治疗,这也自然不可避免地带来更多的并发症。待这一术式被叫停时,这一思路已流行了 20 多年。

那么,反其道而行之结果又将会如何呢?

鉴于这些根治性手术带来的并发症,几乎是在同一时期,一些医生开始探索缩小手术的路数,佩蒂(Patey)等人欣喜地发现如果在乳腺癌根治手术中保留胸大肌,局部及总的复发率与经典的霍尔斯特德式手术相差无几。后来者更是继续发展为同时保留胸大肌、胸小肌和胸长神经(切除该神经会导致肩部畸形)以及主张避免不必要的淋巴结清扫。很显然,这个时期接受乳腺癌治疗的病人,其生存质量将有很大的提高。

这一手术方式,被称为乳腺癌改良根治术(佩蒂手术),以区别于乳腺癌标准根治术(霍尔斯特德手术)。

在很多外科医生在手术方面进行大刀阔斧的实践同时,也有一些研究者开始对霍尔斯特德理论的求证研究。实践已然表明霍尔斯特德理论是存在问题的，一系列的基础研究显示肿瘤沿淋巴结的转移，并不是如霍尔斯特德所设想的那样呈阶梯式，它们居然真的可以"隔着锅台上炕"！也就是说，阴性淋巴结并不表示肿瘤细胞没有发生过淋巴结转移。

后来的研究者逐渐意识到，前人的观点乃是时代的错误，乳腺癌是一种全身性的疾病，局部的治疗不太影响预后。按照这一思路，学者们开始探索保乳手术之后的综合治疗模式。经过几十年的探索，随访观察，加上诊断技术的进步导致早期乳腺癌的确诊比例大量增加，在循证医学的指导下，进行包括手术、放疗、化疗、内分泌治疗以及生物靶向治疗在内的综合治疗，已使保乳手术的适应证逐渐扩大，成为国际上的主流术式。至此，不幸罹患乳腺癌的女性中的一部分人，才可以有幸不必毁形而获得满意的治疗。此时，已很难说柳叶刀在乳腺癌治疗领域还是绝对主角了，在这种综合治疗的模式下，需要包括病人、家属及各个治疗专业友军的密切配合，仅靠柳叶刀单枪匹马对仗凶险的乳腺癌是难以取胜的。

追溯外科的历史，外科医生们的勇气和探索精神固然值得钦佩，但那些接受激进治疗的病人又何尝不是勇士？如果探索成功，那自然是双赢的局面；探索若是失败，病人则要付出巨大的代价甚至生命，而医生仍可收获数据与经验，用以推动医学的进步。也许所有的人在濒死的情况下都会因强大的求生意志迸发出这种勇气，可惜，这种勇气有时候会被辜负。

乳腺癌治疗的历史，正是自负的外科学界特别需要反思的过往，为什么当证据并不充分时，过于激进的手术便已大行其道？而今，人们意识到，外科手术在乳腺癌的治疗领域，只是综合措施的一部分，乳腺癌从一开始就不仅仅是一个局部的疾病，因此将治愈的赌注全部压在局部的切除或扩大切除，自然不可能获得最终胜利。目前，由于治疗方案复杂多变，还没有一种临床治疗能达到治疗效果最大化或毒性最小、对外观损伤最小的境界。在许多情况下，病人和医生有责任共同从备选方案中探索和选择最适合的治疗方法。病人参与前瞻性临床研究，不仅可以使病人本人得到有效的治疗，而且也能够为提高未来病人的治疗效果做出贡献。换句话说，探索仍在继续。我们尚未彻底征服乳腺癌。

相比于乳腺癌，胰腺癌简直就是大魔头。由于胰腺的位置深居于腹膜后，以至于人们对其结构和功能的认知相对较晚，此处罹患癌症也是目前治疗效果欠佳的顽症之一，经典的手术方案是胰十二指肠切除术切除术，但接受这种手术的病人究竟能获益多少？

胰腺癌病人确诊后平均存活时间仅为 6 个月，5 年生存率仅 0.4%~5%，只有 2.6%~9% 的病人接受了手术，平均存活时间仅 11~20 个月。可怖的是该肿瘤的发病率却在逐年增加，30 年来西方国家已经上升了 7 倍，成为肿瘤死亡的第 3 位，在国内也从 20 世纪 60 年代的第 15 位上升到 90 年代的第 6 位。美国胰腺癌的年发病率约为 10/10 万，病死率占所有恶性肿瘤的第 4 位。上海市胰腺癌年发病率及死亡率分别为 10/10 万和 9.4/10 万，位列肿瘤发病率及死亡率的第 8 位和第 6 位。尽管胰腺癌的发病率相对较低，但已有多名学者预测，胰腺癌有可能在 2035 年成为肿瘤中排名第 2 位的致死疾病。

2008 年，美国有 34290 人死于胰腺癌，新发病例 37680 人，尽管接受了现代医学的治疗，仍有 90% 的病人在诊断后一年内死亡。但就是这些远未令人满意的成绩，也是百多年来一代代外科医生通过艰苦的努力和探索才取得的。

1898 年意大利的外科医生亚历山德罗·科迪维拉（Alessandro Codivilla，1861—1912）为胰腺癌病人施行胰十二指肠切除术，结果术后并发胰瘘和腹泻，病人仅存活了 21 天，这可以视为胰腺癌手术切除的开始。随后，经过数十年的发展，经历大量失败，直到 20 世纪 30、40 年代，美国外科医生艾伦·欧德法泽·惠普尔（Allen Oldfather Whipple，1881—1963）经过将近 10 年的不断探索，才初步建立了具有现代意义的经典胰十二指肠切除术。

但在随后的 30 年里，该术式并没有取得飞速的发展，术后死亡率一直居高不下，最高甚至可达 44%，术后并发症发生率高达 60%，胰头癌的术后 5 年存活率仅仅为 5%，该手术的复杂及胰腺癌的凶险程度由此可见一斑。标准的胰十二指肠切除术的切除范围包括胰头、远端胃、十二指肠、上段空肠（小肠在解剖学上分三段：十二指肠，空肠和回肠）、胆囊和胆总管……最后是消化道的重建。一次切掉这么多"零件"，这该有多大的风险啊！

直到 20 世纪 80 年代，随着在大型医疗中心建立专科化胰腺疾病中心，由专科化的胰腺外科医生实施胰十二指肠切除术，更兼麻醉技术的完善、ICU 的积极器官功能维持以及更为熟练的手术操作和有效的营养支持，在发达国家胰十二指肠切除术的术后死亡率终于降到 5% 以下，部分高水平中心甚至低至 1%。至此，胰十二指肠切除术才成为一种安全有效的手术方式。

曾有人说，人类绝少吸取历史教训，为改善胰腺癌的手术效果，外科界再次重蹈覆辙，一度试图从扩大手术范围入手，这确实明显提高了切除率，但手术死亡率与并发症发生率也同时大增，存活率也未能如预想中的那样有所改善。几十年的努力付诸东流，一切似乎又回到了 30 年前的起点，是否有必要扩大手术仍在争论……美国的外科医生们已经纷纷放弃扩大手术，而国内却仍处在追求提高手术切除率的"手术热"中，再加上我国尚未形成规范的统一术式，其随机临床试验（randomized clinical trial，RCT）研究结果也未能与国际接轨，就更让这一领域的治疗效果不那么让人满意了。

复旦大学附属中山医院普外科胰腺肿瘤专业组王单松等指出，胰腺癌的外科治疗正处于感性到理性的阶段，既不主张不计后果的追求切除率，甚至扩大切除，也反对轻易放弃手术或不分具体情况一律选用传统的 Whipple 手术方式。针对某一特定胰腺癌病人，胰腺外科医生必须利用自己的专业知识和专业技术，遵循提高其生活质量和远期生存期的原则，根据病人具体情况制定合理的个体化治疗方案。

虽然目前认为手术切除是胰腺癌唯一可能的治愈性方法，然而 85%

的胰腺癌病人就诊时已属晚期或发生远处转移，手术切除率仅 10%~15%，那么其他未能接受根治性手术的病人难道只能坐以待毙不成？由于胰腺癌可引起黄疸、胃排空障碍、肠梗阻及腹痛，所以姑息性手术的目的即为缓解这些症状而非切除肿瘤。通常，手术室接到胰十二指肠切除术的手术预约时，护士们往往如临大敌，要精心做器械和体力方面的准备，但到了手术台上，仍有相当一部分病例因发现肿瘤已无法根治切除不得不行姑息性手术。因此姑息性手术反而成为胰腺癌外科治疗的主要治疗手段，只是无论哪种姑息性手术，均不能延长病人的生存期。但如果连这种手术都不做，病人当然死得更快，只是未必死于肿瘤本身，而是死于肠梗阻或胆道梗阻导致的黄疸中毒。

手术切除率这么低，化疗的战绩又如何？新近的荟萃分析结果显示，吉西他滨联合铂剂在选择性的应用时，可以延长胰腺癌病人整体生存期。另外，GV1001 作为一种末端转移酶肽疫苗，在进展期胰腺癌的治疗中也引起了学者的关注，有报道称其在治疗不可切除的胰腺癌时，病人中位生存期为 8.6 个月。于是有学者想到，如果将二者联合应用，能否起到更好的效果呢？遗憾的是，临床数据初步分析的结果已经显示此联合化疗方案没有作用。过去十几年中几十项对照研究对比了吉西他滨单药或者联合其他化疗药的效果，奥沙利铂、伊立替康、培美曲塞这些新药全都试过了，至今还没有一种联合化疗方案相比吉西他滨单药获得可重复的生存优势。面对如此复杂凶险的疾病，1 加 1 不等于 2。

靶向药物联合化疗在肺癌、肠癌、乳腺癌等多种肿瘤治疗领域都有了突破，但胰腺癌至今还是坚如磐石、油盐不进。西妥昔单抗、贝伐单抗(Avastin) 联合吉西他滨也没比单药化疗显示出优势，只有加上厄洛替尼后总生存期有了那么一点点改善，但改善幅度只有 10 天。常见肿瘤领域很少有像胰腺癌这样，标准治疗居然十余年内都没变过，看来，医学界彻底攻克这一"21 世纪的顽固堡垒"似乎还在很遥远的将来。

我们可以确定的是，仅靠一把柳叶刀就可悬壶济世的时代已经终结。

可预后不佳的又何止一个胰腺癌？对于那些结局已经写好的恶疾，别说柳叶刀不能胜任，就是集中全部现代医学的力量也不能挽狂澜于既倒。医生这个职业所以吸引人，乃是因为医学给从业者以可以控制人生死的错觉，我们在这样的错觉中自我满足或自我麻痹，但其实，死神只能是被我们逼得暂时退却，最后的赢家永远是死神。但明知必死无疑，我们就只能徒劳地看着亲人们在绝望中孤独地走近死亡吗？在科技、医学高度发展的今天，如果不能让人们在死前得到心灵的抚慰，只能被动地承受巨大痛苦的煎熬，那真是对宣称以人为本的现代医学的巨大讽刺。

我们是人类，万物灵长，对抗不可战胜的死神，除了柳叶刀和药物，别忘了我们还可以重拾人道关怀。临终关怀起源于中世纪的修道院与济贫院，为重症的濒死者提供精心的照顾。目前对临终关怀的定义为，对无治愈希望且生存时间有限（6 个月或更少）的病人提供的积极整体的照顾，包括医疗护理、心理护理和社会支持等各个方面。其目的在于确保临终病人及其家属的最佳生活品质，以减轻其生理痛苦和心理恐惧，使病人人生的最后旅程痛苦较少，也使病人家属得到慰藉。其目的既不是治疗疾病或延长生命，也不是加速死亡，而是改善病人有限生命的质量，它是一门新兴的边缘学科，涉及医学、心理学、社会学、护理学、伦理学等众多学科。因此，作为医疗服务的临终关怀的意义，远远地超出了既往我们所熟悉的医学范畴。对于没有受过针对性训练的普通医务人员来说，自然难以胜任这一任务。这自然就需要另外一支专业队伍，2007 年，美国已有 4700 个机构提供临终关怀，中国目前也已建立了超过 120 家临终关怀机构，希望到我们这一代走向人生终点时，能够少一些痛苦恐惧，多一分镇定从容。

尽管目前的医学模式有种种的不尽如人意，但要解决这些问题不能靠停下探索的脚步，正是由于存在如此广阔的未知领域，科学才有存在的理由，柳叶刀的探索已持续千余年，在近百余年的飞速进步之后，今天的手术场景早已大不一样。腹腔镜的出现，延伸了人类的手臂，拓展了新的视野，于病人而言则是更小的创伤，达·芬奇机器人系统更是将这一思路发挥到了极致，更远的将来，是不是这种手术机器人可以脱离人的控制，独自完成救死扶伤呢？但这也许仍不是外科的最终目的，如果说医学的终极目标是彻底征服疾病，那么在我看来，外科的终极目标乃是消灭柳叶刀，如果可以通过非手术的办法（比如口服药物）治愈某种疾病，那么又有谁会选择开刀？这样的进步其实已经在发生，我还在大学读书的时候，胃大部切除还是治疗胃及十二指肠溃疡的常见手段，而今，由于内科治疗的进步，大部分此类疾病已不再需要手术，因此而穿孔需要急诊手术救命的情况也已大大减少；再如婴幼儿肠套叠是一个致死率极高的急腹症，传统的治疗方案是开腹之后予以复位，但我国儿外科先驱佘亚雄则开创了 X 线下肛门置管充气复位的办法，该方法可以使 90% 以上此类患儿可免于开刀，推广遍及全国及第三世界的国家，受到国际上的赞誉。类似的例子还有，应用 HPV[①] 疫苗，可大幅降低 HPV 感染率和宫颈癌癌前病变发生率，这当然比最高明的手术还要强大的多，直接在源头上就大大降低了癌肿的发生率，防肿瘤之患于未然。全球首支 HPV 疫苗于 2006 年在美国上市，数年间，已在 100 多个国家应用，这将减少多少无辜的死亡和可避免的开刀？

外科的最高境界，应是消灭手术，以无刀胜有刀。

除了这些进展外，微观世界的进步也悄悄酝酿着颠覆医学传统的力量，1953 年詹姆斯·杜威·沃森（James Dewey Watson，1928—　）和弗朗西斯·哈里·康普顿·克里克（Francis Harry Compton Crick，1916—2004）等人在前人研究的基础上，发现了著名的 DNA 双螺旋结构模型；1985 年美国科学家率先提出人类基因组计划，该计划于 1990 年正式启动，美国、英国、法国、德国、日本和中国科学家共同参与了这一预算达 30 亿美元的人类基因组计划。按这个计划，众科学家将要把人体内约 2.5 万个基因的密码全部解开，同时绘制出人类基因的图谱。2000 年 6 月 26 日，参加人类基因组工程项目的六国科学家共同宣布，人类基因组

---

① 　HPV：human papilloma virus，人乳头瘤病毒。

草图的绘制工作已经完成。2006 年 5 月 18 日美国和英国科学家在英国《自然》杂志网络版上发表了人类最后一个染色体——1 号染色体的基因测序，至此，解读人体基因密码的"生命之书"的绘制宣告杀青。这其实相当于新时代维萨里《人体的构造》的出版，但从 1543 年《人体的构造》出版，到外科学基本成熟，前后用了数百年，那么"生命之书"的绘制成功到人类可以修改基因又将需要多久？我们还要等多久？也许不会再用上几百年了。

随着更新的测序技术等分子生物学技术的发展，人类对生物基因有了非常精确的编辑修改能力，通过对基因水平的切割与重建，有可能极大地改变未来医学的面貌，以器官移植为例：全球有 100 万人等待着器官移植，但哪里有足够多的捐献者？许多人只得在绝望的等待中走向死亡，猪的器官提供一种可能，但有两个问题。一是免疫不相容性，二是猪有内源性病毒。但通过使用基因修改技术就可以同时解决这两个问题。

在这方面，已经有了一些初步的探索，比如在 2022 年 1 月 7 号，美国马里兰大学医学中心的巴特利·格里菲斯医生（Bartley Griffith）团队就向 57 岁的病人大卫·贝内特（David Bennett）体内植入了一枚猪的心脏，病人术后存活时间达到了 2 个月，于当地时间 3 月 8 日去世。根据尸检结果，该团队推测，病人的死因可能是巨细胞病毒感染。

这一探索为人类征服疾病带来了新的希望，正如病人儿子在医院发表的声明中所说："我们感谢这次历史性尝试中的每一个创新时刻、每一个疯狂的梦想以及每一个不眠之夜。我们希望这个故事并非终点，而是希望的开始。"

更乐观、更大胆的估计是，利用基因编辑技术修正病人细胞缺陷的新方法，甚至可以在病变器官原位重建该器官的细胞组织，使其恢复正常结构及功能。目前这一方法已在动物实验阶段取得成功，研究人员将新培育的肝脏细胞植入有肝病的小鼠体内，结果证明它们能够使肝脏正常运转，这一思路如在肝病病人身上临床试验成功，则可以干脆将费用高且风险大的肝脏移植手术变成过去时。同理，其他器官衰竭到需要移植的地步时，也有可能采用这类技术，也就是说，一旦该项技术成熟，那么人类可能再也不需要复杂的器官移植手术了。

还有部分恶性肿瘤，因为异常的基因本身就是肿瘤原因结构或因果网中一个重要的组分，且是癌前危险因子，故理论上可以不必等到有形的肿瘤出现、长大再去用柳叶刀切割并对器官系统功能重建，也许可以在肿瘤发生之前（或刚刚出现），就先把致病的突变以基因编辑技术修正完毕，灭肿瘤于无形。从宏观的人体器官系统的切割重建到微观世界里基因水平的编辑修改，几百年间医学的进步日新月异，外科的形态早已今非昔比，在可以预见的将来，外科学将有革命性的变化，"刀"将进化至无形，也许无形的柳叶刀才是未来外科的新常态。

然而未来尚未到来，人类还需等待，但为这美好愿景的实现，今天的医者，又应将做哪些准备？既然我们仍继续应用当下的技术服务人类健康，既然新技术的彼岸离今时今日尚远，我们将如何在汪洋上驾驶这生命之舟？也许我们可以期待行医模式的改变。

传统的行医模式其实是一种神秘模式，这种神秘虽不是上古时代的巫术或中古时代的宗教，但打着科学旗号的现代医学对于大众来说，仍然是神秘的，这一方面是由于知识壁垒，另一方面也是医界的有意隐瞒，主观上不愿患方知道太多。对于这一切，病人当然只有忍耐——所以病人这个词干脆就是 patient。但这绝不等于患方没有知情的需求。所有经历过手术的病人或家属，都签过那个手术前的同意书吧，全名叫作手术知情同意书，但又有多少人是真的对同意书中所罗列的风险内容充分了解的？那种几乎囊括了所有可能的最糟糕的后果的所谓知情同意书，有多少病人会在心里真正接受？这也是一旦出现不符合预期的结果，医疗纠纷就很容易发生的原因，其实很多人根本就不明白同意书上的内容，医生也不太可能将每一条的风险大小充分告知。

《克氏外科学》是一部经典的医学教材，被许多外科医生奉为外科圣经，由美国西北大学外科医生弗雷德里克·克里斯托弗（Frederick Christopher，1889—1967）在 1936 年主编，它的扉页就印着"先交朋友，再施手术。"这就是要求外科医生要使病人充分了解病情与手术，与之成为知心朋友，这在传统的神秘行医模式之下，几乎难以实现。

于是，有学者提出了透明行医的理念，随着信息化时代的到来和医学科学的进步，科学仪器逐渐把经验具体化，使疾病的诊疗过程都能公开看得见，这就逐渐要求在医疗工作中每一步都有客观且可供人查看和重复的证据，此为循证医学。循证医学的发展为透明行医提供了必要条件。否则公说公有理婆说婆有理，彼此的经验不能互相印证，当然巴不得病人什么也不了解、不知道。

今天医院治病主要凭客观证据，有条件可使医生和病人彼此同意和互相监督，医生应将每一步治疗、操作、用药的益处和风险都详细告知、解释清楚，在病人充分知情理解的情况下，共同制定治疗方案；而传统的神秘行医的模式则要求病人对医生的无条件信任，这在今天早已不合时宜。医学或疾病相关的知识，并没有复杂到无论如何也对外行说不明白的程度，深入掌握医学知识不应该只是少数人的特权，专业数据库的开放使用和医学科普写作的兴起，病人得到充分的相关信息成为可能，至少达到可以跟医生交流治疗方案选择的程度，唯其如此，我们才能成为有史以来从医学中受惠最多的一代。

这样的行医模式一方面保障了病人一方真正的、充分的知情权（而不仅仅是形式上的知情同意，毫不客气地说，目前几乎所有的手术前的签字同意都只是徒具形式），另一方面也督促医生不得不提高专业水准，循证行医——因为一旦所有的治疗数据彻底公开，病人将会做一番横向比较，如此一来将使治疗领域的滥竽充数不复存在。新时代的病人也不应该只是被动地接受医生的医嘱，而是应该主动地摄取医学知识，否则，病人根本就没有能力就诊疗决策与医生商讨，透明行医将永远只是可望而不可即的水月镜花。

　　学习是一个终生的过程，这不应该仅仅针对医学从业者而言，因为医学关乎所有人的身家性命，买手机还得看一眼说明书呢，你有什么理由不爱自己的身体？学习永远都不会太晚，那么，所有人都学起来吧，从现在开始，从这本小书开始。

你我皆凡人，大家都有病（代后记）

一

生命，是两段永恒黑暗之间一刹那的光明。

由于对死后的黑暗世界的本能恐惧，人们总是竭尽所能地去拓展那生命之光的长度。在这种本能的驱动之下，医学开始产生和发展。

所有人都希望拥有健康的身体，但究竟什么才是健康呢？

世界卫生组织的定义说，健康是躯体、精神和社会幸福的一种完美状态，而不仅仅是没有疾病或虚弱。

这个定义似乎非常严谨，把所有能想到的有关健康的因素都囊括进去了，可仔细一想，似乎不是那么回事儿。正所谓人无完人，现实王国里不可能有人拥有这样一种理想状态。且不说完全没有疾病或虚弱已经是很难得了，就拿社会幸福这一条来说，人生不如意事，十之八九，谁还没点烦心事儿呢？那怎么才算社会幸福的完美状态？

所以，这个定义我们虽然不能认为它是错误的，但基本上属于废话一样，在有些情况下，这个定义甚至还可能有害。

为什么这么说呢，因为如果我们真的把这样定义下的健康作为一种非要达到不可的目标，就必然会在这个领域投入过多的精力，从而给自己增加无尽的烦恼，甚至给部分别有用心的人大开行骗的方便之门。

所以，我们不应该把拥有这样的健康作为目标，各位不妨把健康与疾病的关系当作一个连续不断的谱系来理解。比如说我们把世界卫生组织对健康的定义，设为 100 分，这是健康的上限。与健康这一概念相对应的是疾病，疾病的结局有三种，一种是好转痊愈，一种是导致死亡，还有一种是不好不坏与人纠缠相伴直至生命的尽头。

如果我们将死亡视为 0 分，把健康视为 100 分，那么，活在这个区间里的人，每个人会打多少分呢？可以想象的是，从 1 分到 99 分，都会有许多人。其实从健康到疾病乃至死亡，就是这样一个连续不断的谱，就像彩虹一样，你能在不同的几种颜色之间找到明晰的界线吗？

只要你还活着，你就是一个活着的病人，直到你死去，变成一具毫无生气的尸体，你才能摆脱病人这个专属于生命世界的身份标签。

有人可能会问，这个健康的打分，我有没有可能是负数啊？比死人更加不健康？那就是死后还被踏上了一万只脚，遗臭万年，永世不得翻身的情况了，这你得多招人恨啊。

一般人也没这个待遇，你别瞎担心。

二

大家忙忙碌碌日复一日，世俗的世界运转得如此正常，正常得仿佛所有人都没有病似的。但这不是事实。因为即使是社会功能完好身体没有任何不适的人，也可能已经进入疾病的状态，只是本人尚未察觉。

比如一个人在毫无征兆的情况下，做肠镜检查发现了早期结肠癌，随后将安排一系列治疗。那么，在拿到这个结果的一瞬间，他变成无可争议的病人了，可在这之前他算不算病人呢？在死于各种意外的人群中，尽管他们生前并没有被诊断出癌症，但尸体解剖却发现，各种器官在显微镜下可见的微小癌症十分常见，这些人算不算病人？

如果将癌症视为一种基因病，那么相当多的人，原本就是带病而生。甚至即使是传说中那些含着金钥匙出生的人，他携带的致病基因也不见得比你少。在这一点上咱们跟富二代、官二代是平等的。

一位正在下棋的老人，也许身体里一直藏着随时可能发生致命性出血的动脉瘤，一个在职场叱咤风云的白领可能刚刚切除阑尾，一个在舆论场上呼风唤雨的写作者可能一直靠注射胰岛素控制血糖。那么，一个缺少一条阑尾的人，算不算病人？

如果把这句话中的阑尾换成胆囊、换成扁桃体、换成一只眼睛或一条腿呢？就像疾病与健康的关系一样，残缺与完整之间也没有截然的区分，不信你去问问那些刚刚做过包皮环切术的男人，他们一定不会认为自己在手术中失去了什么。

很多人对疾病的执念是斩草除根，但在相当多的时候，治愈仅仅是个神话，医学能做的，只是很大程度地修复病人受损的社会功能，如果能维持基本的社会功能，那么带病生存又如何呢？

毕竟，万物皆有裂痕。

我曾接诊一个患儿，他是个11岁的胖小子，可能一出生就被打上了病人的标签，也许是急于看看子宫外面的世界吧，他在妈妈肚子里只待了6个半月就迫不及待地跑了出来。

如果是在古代，这样的出生注定只有死路一条，但幸运的是，如今有了新生儿专业，有儿科重症监护病房，更重要的是，有决心救治到底的家庭。这个早产儿经历过重重考验之后活下来了，只是遗留了脑瘫后遗症，行走功能受限，他只能走不能停，如果身边没有人搀扶，他就只能一直走下去，直到咣当一下撞墙为止。

他后来成为我的病人，是因阑尾炎发作，出院那天我对他说："你长大以后学医然后来我们医院工作吧。"他笑着回答说："好哇！"

如果这个孩子将来能顺利地完成学业，并拥有一份可以安身立命的工作，我想在绝大多数时候他不会觉得自己是一个病人。

医学划定出疾病这个概念，是为了更有效率地解除人类的痛苦，而我将大家都纳入疾病这个范畴，是为了让各位更豁达地直面真正的疾病。该治疗则治疗，不必治疗你也不用哼哼，谁还不是个病人啊。

<h2 style="text-align:center">三</h2>

对疾病与健康的关系理解不清的恶果之一，就是有好事的中国人生生造出一个"亚健康"的定义来，大家想想看，健康本身还是个可疑的定义呢，

"亚健康"是什么鬼?

可能会让很多人感到颠覆的是,"亚健康"这个术语的出现,其实只有区区三十余年。它的流行程度,反映的是中国人盲目追求所谓健康状态的焦虑,这个有害无益的概念,催生了庞大的保健品市场和一系列并不必要的医疗资源的滥用。

今天,现代医学已发展得枝繁叶茂,公众对医学常识的需求也日益强烈。如果你理解了健康与疾病的分野原本就不清楚,还会把"亚健康"一说当回事吗?所以呢,赶紧扔掉所有跟"亚健康"沾边的书籍和文章,看点正经书籍要紧。

我出门诊时最常说的一句话是,这孩子没病。这句话的意思并不是说孩子的症状是装出来的,比如说肚子疼,他可能是真疼。我的潜台词是什么呢?这种情况不需要治疗。

很多治疗,事实上是被人为诱导出来的,如果你在极端焦虑的状态下求医,其实非常容易被医生牵着鼻子走。

从我们在临床上遇到的情况来看,有太多的不适不需要治疗,也许会自愈,可能会缓解,或者需要你忍受,忍受对应的英文单词是 patient,patient 也是病人的意思,所以忍受痛苦一直是病人的光荣传统,这个传统我们不能丢啊。

真正需要医疗干预的情况,只是众多疾病中很少的一部分,但在治疗与不治疗两可之间的时候,往往越是激进的方案越有市场,所以,更具破坏性的手术方案才会大行其道,保健品才会泛滥成灾。

除了保健品之外,很多针对健康人的不加区分的体检筛查,也算医疗过度的推手,推销各类筛查的信息可谓无处不在。我们每个人都通过各种渠道听说过某某人通过早期诊断、早期治疗幸存下来的故事,但很少有人告诉大家,那些因过度诊断和过度治疗而受到伤害的例子,在很多体检筛查中,极少数人获益的同时,代价是数倍的人出现假阳性的结果。

这些人当中有些人要继续经过排查除外诊断,有些人甚至可能会经历不必要的手术和其他激进的治疗，这种看似无害的筛查，可能将原本健康的人变成恐慌的病人。

所以，当你打算去参加某类体检时，你要明白，你从中获益的可能性很小，这类针对健康人群的筛查，很有可能会引发心理脆弱者的焦虑。

唯一肯定获益的是哪一方呢？呵呵，医疗机构呗。

如果有人居然胆敢跳出来说明真相，那不但是与医疗界作对，也是与许多病人为敌了，不信各位你们现在去看看自己的朋友圈，有多少晒打点滴照片的？

我注意过，这其中有相当一部分就是普通感冒。普通感冒，几乎不影响社会功能，也请不来假，它是可以自愈的啊，那也好意思被叫作病吗？

但有些人，需要病人这种临时性的身份，来获得他想要的照顾，殊不知，病人其实是每一个活人的终身标签。

众生皆苦，但只有那些不断地将自己的不幸絮絮叨叨说出来的人才最苦。

人生犹如在充满暗礁和漩涡的大海中航行，无论我们如何小心翼翼地加以闪避，充其量也无非是侥幸在一段时间里顺利航行，遇难是不可避免的，我们每一个人都是在一步步逐渐接近那个失事的地点和时刻。

所有的人都是病人，所有的人都将死去，这是无可更改的生命铁律，我们每一个个体的必然死亡，成就的是人类这一族群永世繁衍的可能性。从这个意义上来说，每一个死去的人都是为了人类族群的利益而光荣的离开的，我们的祖先都曾享有这样的荣耀，未来，我们也不会是例外。

人与人的不同，主要在于在面对真正的疾病与不可避免的死亡时的态度。我们大概都见过这样的人，对自己的健康状况总是忧心忡忡的，听风就是雨，无论在哪里出现一个什么大师半仙儿，他都得去拜一下，循环上当，他只吃亏，不长教训。

四

所谓过犹不及，我们对健康的追求不要超过必要的限度。人类发展至今，虽然医学已经取得了巨大的进步，但有一个指标，还是跟远古时代没有任何区别，那就是人类总体的死亡率，这个数据一直稳定地保持在100%。

所有的人都必死无疑，但当真正的死亡来临之前，先不要一次次地把自己吓个半死。我们不要在"亚健康"这类非科学的概念里兜兜转转，绕不出来，但即使是主流的科学的信息，也不必太过当回事。

想想看，我们侥幸来到美好的人世间，为的是体验五彩缤纷的世界，这个世界对我们来说，是一个到时间就一定会被请出去的游乐场，不管你乐意不乐意。那么在这有限的时间里，我们当然应尽可能地多多体验不同的游乐项目，而不是躲在绝对安全的区域里看别人尽情玩耍。否则，实在对不起我们拿在手里的这张生而为人的门票啊。

再说，人生也根本没有什么绝对安全的区域。你每天都上床睡觉吧？那你知不知道绝大多数的人类死亡都发生在床上？

饮酒有害健康，但如果你享受酒精带来的乐趣，那么，饮酒带来的健康风险又有什么要紧？

久坐熬夜有害健康，但如果你有重要的项目就是需要你加班加点搞定，难道你会因为害怕影响健康而放弃这个项目吗？我知道你们可能都看过那些熬夜有害健康的科普文，但你知道不，这些贩卖焦虑的文章可能就是他们熬夜写出来的，他们为了骗读者打赏才舍不得乖乖早睡早起呢？

有些美食也有害健康，而那些营养学界推荐的所谓健康的食物往往味道很淡，那么你有必要为了所谓更健康的生活而终其一生委屈自己的食欲呢？

五

科学只是告诉你生命世界的运行规律，它不能决定你的一生应该怎样度过，当我们为享乐而做出生活选择时，我们愿意为自己的选择承担相应的风险或付出应有的代价。

人生苦短，生命的全部意义都源于它短暂而有期限，在这个短暂的期限里，你应该多多地去体验生命历程中美好的东西，所以，我们不要把有限的生命浪费到无限的怕死当中去。

对待生命，你不妨大胆一点，因为我们终究要失去它。

最后，祝各位朋友，哦，不，祝各位病友活得精彩。